针灸经络穴位掌中宝

林国华　赵兰风　主　编
马洪举　邱俊杰　副主编

SPM 南方出版传媒
广东科技出版社 | 全国优秀出版社
· 广州 ·

图书在版编目（CIP）数据

针灸经络穴位掌中宝 / 林国华，赵兰风主编. —广州：广东科技出版社，2019.3
ISBN 978-7-5359-7053-4

Ⅰ．①针… Ⅱ．①林…②赵… Ⅲ．①针灸疗法—经络—手册②针灸疗法—穴位—手册 Ⅳ．R22-462

中国版本图书馆CIP数据核字（2019）第026230号

责任编辑：曾永琳
封面设计：友间文化
责任校对：罗美玲
责任印制：彭海波
出版发行：广东科技出版社
（广州市环市东路水荫路11号　邮政编码：510075）
http://www.gdstp.com.cn
E-mail: gdkjyxb@gdstp.com.cn（营销）
E-mail: gdkjzbb@gdstp.com.cn（编务室）

经　销：	广东新华发行集团股份有限公司
印　刷：	佛山市浩文彩色印刷有限公司
	（佛山市南海区狮山科技工业园A区　邮政编码：528225）
规　格：	889mm×1 194mm　1/64　印张3.375　字数120千
版　次：	2019年3月第1版
	2019年3月第1次印刷
定　价：	18.00元

如发现因印装质量问题影响阅读，请与承印厂联系调换。

目 录

第一章 概述

第一节 经络腧穴 ·············· 2
一、认识经络 ·············· 2
二、认识腧穴 ·············· 4
三、腧穴定位方法 ·············· 4

第二节 特定穴 ·············· 11
一、五输穴 ·············· 11
二、原穴 ·············· 13
三、络穴 ·············· 15
四、郄穴 ·············· 17
五、下合穴 ·············· 19
六、俞穴 ·············· 20
七、募穴 ·············· 21
八、八会穴 ·············· 23
九、八脉交会穴 ·············· 24
十、交会穴 ·············· 25

第二章 腧穴

第一节 十二经腧穴 ·············· 28
一、手太阴肺经穴 ·············· 28

二、手阳明大肠经穴 …………………… 34

三、足阳明胃经穴 ……………………… 44

四、足太阴脾经穴 ……………………… 62

五、手少阴心经穴 ……………………… 71

六、手太阳小肠经穴 …………………… 75

七、足太阳膀胱经穴 …………………… 83

八、足少阴肾经穴 ……………………… 108

九、手厥阴心包经穴 …………………… 119

十、手少阳三焦经穴 …………………… 124

十一、足少阳胆经穴 …………………… 134

十二、足厥阴肝经穴 …………………… 152

第二节 奇经腧穴 ………………………… 160

一、督脉腧穴 …………………………… 160

二、任脉腧穴 …………………………… 173

三、冲脉 ………………………………… 184

四、带脉 ………………………………… 184

五、阳跷脉、阴跷脉 …………………… 184

六、阳维脉、阴维脉 …………………… 185

第三节 经外奇穴 ………………………… 186

一、头颈部穴 …………………………… 186

二、胸腹部穴 …………………………… 189

三、背部穴 ……………………………… 190

四、上肢部穴 …………………………… 192

五、下肢部穴 …………………………… 195
第四节　常见疾病取穴 …………………… 198
一、呼吸系统常见疾病取穴 ……………… 198
二、循环系统常见疾病取穴 ……………… 198
三、消化系统常见疾病取穴 ……………… 199
四、泌尿系统常见疾病取穴 ……………… 199
五、血液系统常见疾病取穴 ……………… 199
六、神经系统常见疾病取穴 ……………… 200
七、内分泌与代谢常见疾病取穴 ………… 200
八、妇科常见疾病取穴 …………………… 200
九、儿科常见疾病取穴 …………………… 201
十、五官科常见疾病取穴 ………………… 202
十一、皮肤科常见疾病取穴 ……………… 202
十二、骨科常见疾病取穴 ………………… 203

第一章 概 述

第一节 经络腧穴

 一、认识经络

中医把经络定义为气血运行的通道,这个概念其实应该是经脉,因为脉是血液运行的通道。而如果讲到经络的话,应该是体内我们肉眼看不到的(即无形)能量——"气"运行的路径。我们把经络中运行的无形能量称为经气。

经络这个概念是中国医学独有的,西方医学并没有这一认识。

那为什么中医学对人体的认识上会有这个独创的学说呢?实际上这源于东西方哲学上的差异,西方哲学是一个"二元论"哲学思想,在探讨到世界本源时,一定由两大类构成:精神和物质,精神是无形的,物质是有形的。西方科学研究的是有形部分,所以西方医学研究的就是人体内有形部分,比如脏器、皮肤、骨骼等。而精神这一类无形的东西,不是西方科学的研究目标,是属于西方宗教的研究范畴。而东方哲人在认识世界本源时,认为只有一种存在,即是气,这就是东方哲学很有名的气一元论的哲学思想,他们认为这种气可以凝聚构成肉眼可见的有形部分，也可弥散运动，形成无形的能量，两种形式之间可以相互转化，因此有形无形合二为一。所以东方医学认识的人体不仅有脏器、皮肤、骨骼等有形部分，还有无形的能量系统，而经络就是这种能量在体内的循行通道。

经络体系分为主干部分的经脉，也就是经络这个词中的"经"，经通假"径"，径指大道，它是人体内能量运行的主道，包括有十二经脉、奇经八脉。十二正经是指手三阴经（手太阴肺经、手厥阴心包经、手少阴心经）、手三阳经（手阳明大肠经、手少阳三焦经、手太阳小肠经）、足三阴经（足太阴脾经、足厥阴肝经、足少阴肾经）、足三阳经（足阳明胃经、足少阳胆经、足太阳膀胱经），一共十二条经络。奇经八脉指的是任脉、督脉、冲脉、带脉、阴跷脉、阳跷脉、阴维脉、阳维脉这八条经脉。经络系统的分支部分就是络脉，络是网络的意思，就像渔网一样，可以分布到人体各个部分，从而使无形的能量体系遍布全身。

本书后面主要介绍的是十二正经以及奇经八脉中三条常用经脉——督脉、任脉、带脉。

二、认识腧穴

腧穴就是我们通常所说的穴位,"腧"具有运输、输送的意思,"穴"是指小的空隙。腧穴就是人体内无形能量出入游走的地方,是能量出入人体的主要门户,所以在针灸治疗的时候,通常就是将刺激手段作用到这一体内能量出入的门户,从而去调整体内能量体系的运行与状态。腧穴是针灸治疗的刺激点与反应点。同样的,如果人体内能量系统出现问题,那么作为门户的腧穴也容易表现出异常来。

 ## 三、腧穴定位方法

(一)手指同身寸定位法

对于身体一些难以测量的部位进行定位,可以用手指比量定法。①横指同身寸法:将手四指并拢,以中指中节横纹处为准,量取四指的长度为3寸。②拇指同身寸法:将拇指伸直,以拇指关节的横向长度为1寸。③中指同身寸法:将中指屈曲,取中指上下两横纹头之间的长度为1寸。

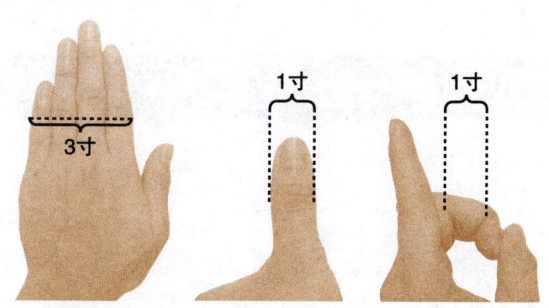

（二）常用骨度分寸法

表1　常用骨度折量寸表

部位	起止点	折量寸	度量法	说明
头面部	前发际正中至后发际正中	12寸	直寸	用于确定头部腧穴的纵向距离
	眉间（印堂）至前发际正中	3寸	直寸	
	第7颈椎棘突下（大椎）至后发际正中	3寸	直寸	用于确定前或后发际及其头部腧穴的纵向距离
	眉间（印堂）至后发际正中第7颈椎棘突下（大椎）	18寸	直寸	
	前额两发角（头维）之间	9寸	横寸	用于确定头前部腧穴的横向距离

(续表)

部位	起止点	折量寸	度量法	说明
头面部	耳后两乳突（完骨）之间	9寸	横寸	用于确定头后部腧穴的横向距离
胸腹部	胸骨上窝（天突）至胸剑联合中点（歧骨）	9寸	直寸	用于确定胸部任脉腧穴的纵向距离
胸腹部	胸剑联合中点（歧骨）至脐中	8寸	直寸	用于确定上腹部腧穴的纵向距离
胸腹部	脐中至耻骨联合上缘（曲骨）	5寸	直寸	用于确定下腹部腧穴的纵向距离
胸腹部	两乳头之间	8寸	横寸	用于确定胸腹部腧穴的横向距离
胸腹部	腋窝顶点至第11肋游离端（章门）	12寸	直寸	用于确定胁肋部腧穴的纵向距离
腰背部	大椎下至尾骶	21寸	直寸	用于确定腰背部腧穴的纵向距离
腰背部	两肩胛骨脊柱之间	6寸	横寸	用于确定腰背部腧穴的横向距离
上肢部	腋前、后纹头至肘横纹（平肘尖）	9寸	直寸	用于确定上臂部腧穴的纵向距离
上肢部	肘横纹至腕横纹	12寸	直寸	用于确定前臂部腧穴的纵向距离
下肢部	耻骨联合上缘至股骨内上髁上缘	18寸	直寸	用于确定下肢内侧足三阴经腧穴的纵向距离

(续表)

部位	起止点	折量寸	度量法	说明
下肢部	胫骨内侧髁下方至内踝尖	13寸	直寸	
	股骨大转子至腘横纹	19寸	直寸	用于确定下肢外后侧足三阳经腧穴的纵向距离
	腘横纹至外踝尖	16寸	直寸	
	外踝尖至足底	3寸	直寸	

常用骨度分寸法实际上是以体表解剖标志为基准，根据身体的比例来度量穴位的方法，由于每个人的身体比例不同，根据自己身体比例量出来的穴位最准确。

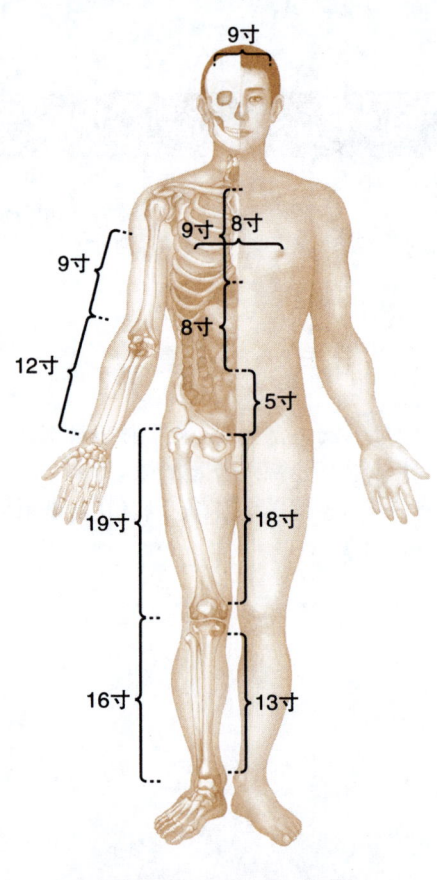

常用骨度分寸示意图1

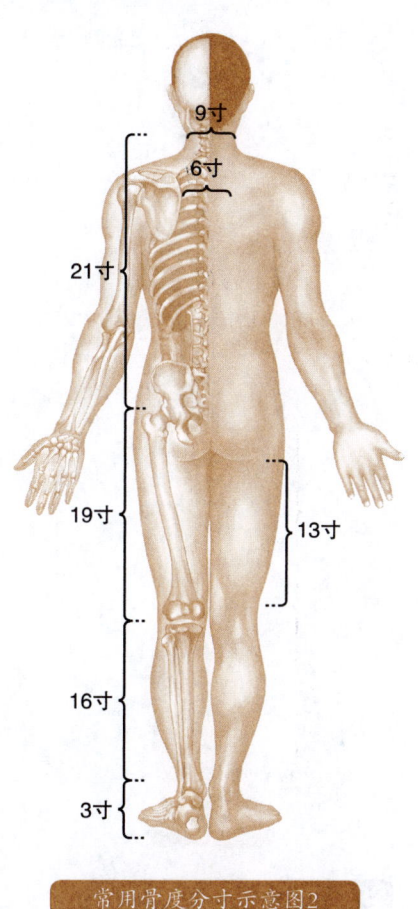

常用骨度分寸示意图2

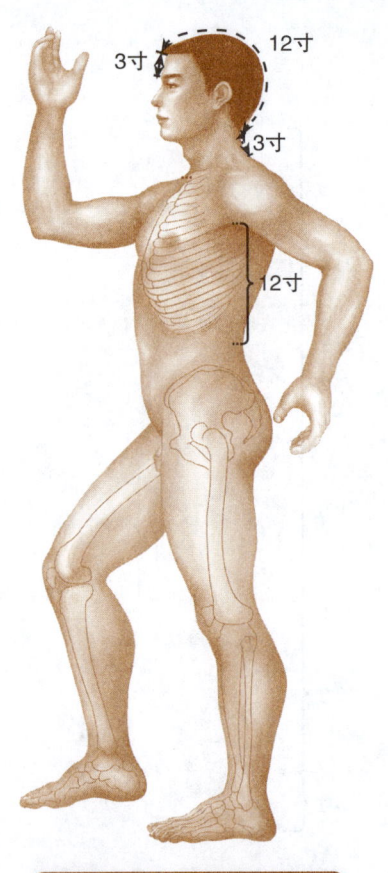

常用骨度分寸示意图3

第二节 特定穴

一、五输穴

（一）五输穴的概念

五输穴为十二经脉每条经脉在四肢肘、膝关节以下的5个重要穴位。十二经脉共有五输穴60个。

五输穴分别称为：井、荥、输、经、合。古人把经气的运行比喻为水流的从小到大，从浅到深。井为源头，经气所出之处；荥为涓涓泉水，经气小且浅；输为小溪流，经气逐渐从小到大，由浅入深；经为汪河，经气较大、较深；合为百川汇合入海，经气充盛，在此汇入脏腑。阴经五输穴的五行属性为井属木，荥属火，输属土，经属金，合属水；阳经五输穴的五行属性为井属金，荥属水，输属木，经属火，合属土。

（二）五输穴的内容

见表2。

表2　五输穴一览表

经脉	井	荥	输	经	合
手太阴肺经	少商	鱼际	太渊	经渠	尺泽
手阳明大肠经	商阳	二间	三间	阳溪	曲池
足阳明胃经	历兑	内庭	陷谷	解溪	足三里
足太阴脾经	隐白	大都	太白	商丘	阴陵泉
手少阴心经	少冲	少府	神门	灵道	少海
手太阳小肠经	少泽	前谷	后溪	阳谷	小海
足太阳膀胱经	至阴	通谷	束骨	昆仑	委中
足少阴肾经	涌泉	然谷	太溪	复溜	阴谷
手厥阴心包经	中冲	劳宫	大陵	间使	曲泽
手少阳三焦经	关冲	液门	中渚	支沟	天井
足少阳胆经	足窍阴	侠溪	足临泣	阳辅	阳陵泉
足厥阴肝经	大敦	行间	太冲	中封	曲泉

记忆重点

少商鱼际与太渊，经渠尺泽肺相连，
商阳二三间合谷，阳溪曲池大肠牵。
历兑内庭陷谷胃，冲阳解溪三里随，

隐白大都太白脾，商丘阴陵泉要知。
少冲少府属于心，神门灵道少海寻，
少泽前谷后溪腕，阳谷小海小肠经。
至阴通谷束京骨，昆仑委中膀胱知。
涌泉然谷与太溪，复溜阴谷肾所宜，
中冲劳宫心包络，大陵间使传曲泽，
关冲液门中渚焦，阳池支沟天井索。
窍阴侠溪临泣胆，丘墟阳辅阳陵泉。
大敦行间太冲看，中封曲泉属于肝。

二、原穴

（一）原穴的概念

原穴是脏腑的原气输注、经过和留止的部位；原穴与三焦有密切的关系，三焦是原气的别使，导源肾间动气，而输布于全身，调和内外，宣导上下，关系着人的脏腑气化功能，而原穴就是其留止之处，所以说"五脏六腑之有病者，皆取其原也"。十二经各有一原穴，均分布在四肢腕踝关节附近。

（二）原穴的内容

表3　原穴一览表

经　脉	原　穴
手太阴肺经	太渊
手阳明大肠经	合谷
足阳明胃经	冲阳
足太阴脾经	太白
手少阴心经	神门
手太阳小肠经	腕骨
足太阳膀胱经	京骨
足少阴肾经	太溪
手厥阴心包经	大陵
手少阳三焦经	阳池
足少阳胆经	丘墟
足厥阴肝经	太冲

记忆重点

阴经以输代原，阳经有专门的原穴。

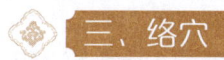

(一)络穴的概念

络穴,是络脉由经脉别出部位的穴位,是表里两经联络之处。十二经脉各有一络穴,加上脾之大络共十五络穴。十二经脉络穴均位于四肢肘膝关节以下部位,任、督脉络穴和脾之大络分别位于躯干的前、后和侧面。

(二)络穴的内容

表4 络穴一览表

经 脉	络 穴
手太阴肺经	列缺
手阳明大肠经	偏历
足阳明胃经	丰隆
足太阴脾经	公孙
手少阴心经	通里
手太阳小肠经	支正
足太阳膀胱经	飞扬
足少阴肾经	大钟
手厥阴心包经	内关
手少阳三焦经	外关

(续表)

经　脉	络　穴
足少阳胆经	光明
足厥阴肝经	蠡沟
督脉	长强
任脉	鸠尾
脾之大络	大包

记忆重点

人身络穴一十五，我今逐一从头举，
手太阴络为列缺，手少阴络即通里，
手厥阴络为内关，手太阳络支正是，
手阳明络偏历当，手少阳络外关位，
足太阳络号飞扬，足阳明络丰隆记，
足少阳络为光明，足太阴络公孙寄，
足少阴络名大钟，足厥阴络蠡沟配，
阳督之络号长强，阴任之络号鸠尾，
脾之大络为大包，十五络脉君须记。

四、郄穴

(一)郄穴的概念

郄穴是经脉经气深聚的部位。十二经脉及阴阳跷,阳维脉各有一个郄穴,共有十六个郄穴,称为十六部郄。

(二)郄穴的内容

见表5。

表5 郄穴一览表

经脉	郄穴
手太阴肺经	孔最
手阳明大肠经	温溜
足阳明胃经	梁丘
足太阴脾经	地机
手少阴心经	阴郄
手太阳小肠经	养老
足太阳膀胱经	金门
足少阴肾经	水泉
手厥阴心包经	郄门
手少阳三焦经	会宗
足少阳胆经	外丘

(续表)

经　脉	郄　穴
足厥阴肝经	中都
阴维脉	筑宾
阳维脉	阳交
阴跷脉	交信
阳跷脉	跗阳

记忆重点

郄义即孔隙，本属气血集；
肺向孔最取，大肠温溜别；
胃经是梁丘，脾属地机穴；
心则取阴郄，小肠养老列；
膀胱金门守，肾向水泉施；
心包郄门刺，三焦会宗持；
胆郄在外丘，肝经中都是；
阳跷跗阳走，阴跷交信期；
阳维阳交穴，阴维筑宾知。

五、下合穴

（一）下合穴的概念

下合穴是六腑之气下合于足三阳经的六个穴位，又称六腑下合穴。足三阳经的下合穴即五输穴中的合穴。手三阳经除了在上肢五输穴中的合穴外，在下肢另有下合穴。

（二）下合穴的内容

见表6。

表6　下合穴一览表

六　腑	下合穴
大肠	上巨虚
胃	足三里
小肠	下巨虚
膀胱	委中
三焦	委阳
胆	阳陵泉

记忆重点

胃经下合足三里，上下巨虚大小肠，
膀胱当合委中穴，三焦下合属委阳，

胆经之合阳陵泉，腑病用之效必彰。

 六、俞穴

（一）俞穴的概念

俞穴，又称背俞穴，是脏腑经气输注于背腰部之处。

（二）俞穴的内容

见表7

表7 俞穴的内容一览表

脏腑	俞穴
肺	肺俞
大肠	大肠俞
胃	胃俞
脾	脾俞
心	心俞
小肠	小肠俞
膀胱	膀胱俞
肾	肾俞
心包	厥阴俞

(续表)

脏腑	俞穴
三焦	三焦俞
胆	胆俞
肝	肝俞

记忆重点

三椎肺俞厥阴四,心五肝九十胆俞,
十一脾俞十二胃,十三三焦椎旁居,
肾俞却与命门平,十四椎外穴是真,
大肠十六小十八,膀胱俞与十九平。

 七、募穴

(一)募穴的概念

募穴是脏腑经气汇聚于胸腹部之处。

（二）募穴的内容

见表8。

表8 募穴的内容一览表

脏腑	募穴
肺	中府
大肠	天枢
胃	中脘
脾	章门
心	巨阙
小肠	关元
膀胱	中极
肾	京门
心包	膻中
三焦	石门
胆	日月
肝	期门

记忆重点

天枢大肠肺中府，关元小肠巨阙心，
中极膀胱京门肾，胆日月肝期门寻，
脾募章门胃中脘，气化三焦石门针，

心包募穴何处取？胸前膻中觅浅深。

八、八会穴

（一）八会穴的概念

八会穴是指脏、腑、气、血、筋、脉、骨、髓等精气所汇集的8个穴位，分布于躯干部和四肢部。

（二）八会穴的内容

见表9。

表9　八会穴的内容一览表

八会	脏会	腑会	气会	血会	筋会	脉会	骨会	髓会
穴名	章门	中脘	膻中	膈俞	阳陵泉	太渊	大杼	绝骨

记忆重点

脏会章门腑中脘，筋会阳陵髓绝骨，
骨会大杼气膻中，血会膈俞太渊脉。

九、八脉交会穴

（一）八脉交会穴的概念

十二经脉与奇经八脉相通的八个穴位。

（二）八脉交会穴的内容

见表10。

表10　八脉交会穴一览表

经脉	八脉交会穴	主治范围
冲脉	公孙	心、胸，胃
阴维脉	内关	
督脉	后溪	目内眦、颈项、耳、肩
阳跷脉	申脉	
带脉	足临泣	目锐眦、耳后、颊、颈、肩
阳维脉	外关	
任脉	列缺	肺系、咽喉、胸膈
阴跷脉	照海	

记忆重点

公孙冲脉胃心胸，内关阴维下总同。
临泣胆经连带脉，阳维目锐外关逢。
后溪督脉内眦颈，申脉阳跷络亦通。

列缺任脉行肺系，阴跷照海膈喉咙。

十、交会穴

（一）交会穴的概念

两条或两条以上的经脉在循行过程中相互交会，在会合部位的穴位称交会穴，多分布于躯干部。

（二）交会穴的内容

历代文献对交会穴的记载不尽相同，一般而言，交会穴有95个。限于篇幅，不一一列举。

第二章 腧穴

第一节 十二经腧穴

一、手太阴肺经穴

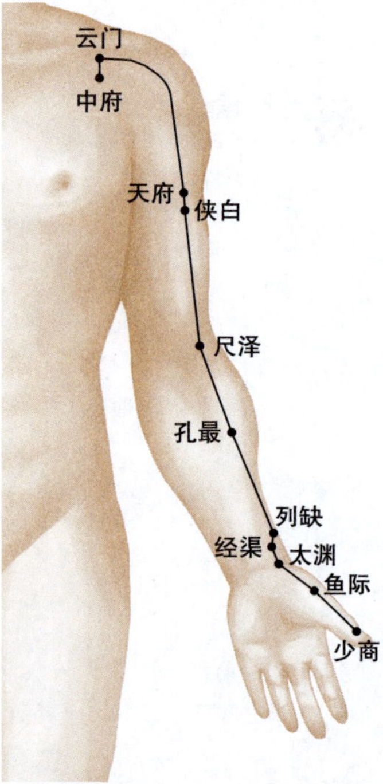

云门
中府
天府 侠白
尺泽
孔最
列缺
经渠 太渊
鱼际
少商

中府：肺之募穴

* **取穴**：在胸前壁外上部，当锁骨下缘，前正中线旁开6寸，云门下1寸，平第1肋间隙。
* **主治**：咳嗽，哮喘，胸痛，胸膜炎，肺结核，支气管炎，肋间神经痛，肩臂痛。
* **针灸法**：向外上斜刺或平刺0.5～0.8寸；可灸。禁直刺。
* **处方例**：慢性支气管炎配中府、肺俞、定喘、百劳、膻中。

云门

* **取穴**：在胸前壁外上部，肩胛骨喙突上方，锁骨下窝凹陷处，前正中线旁开6寸。
* **主治**：咳嗽，哮喘，胸胁痛，肺炎，肺结核，支气管炎，心绞痛，肋间神经痛，肩周炎。
* **针灸法**：斜刺或平刺0.5～0.8寸；可灸。禁直刺。
* **处方例**：肩周炎配肩髎、肩髃、肩贞、列缺。

天府

* **取穴**：在上臂内侧面，肱二头肌桡侧缘，腋前纹头下3寸处。

❖ 主治：胸痛，咳嗽，哮喘，鼻出血（鼻衄），心悸，胸痛，甲状腺肿，上臂内侧痛。

❖ 针灸法：直刺0.5～0.8寸；可灸。

❖ 处方例：胸痛、心绞痛配心俞、膈俞、内关；鼻出血配合谷。

侠白

❖ 取穴：在上臂内侧面，肱二头肌桡侧缘，腋前纹头下4寸，或肘横纹上5寸。

❖ 主治：咳嗽，哮喘，胸闷气短，心悸，心绞痛，上臂内侧痛。

❖ 针灸法：直刺0.5～0.8寸；可灸。

❖ 处方例：胸痛配心俞、膈俞、内关。

尺泽：肺经合穴

❖ 取穴：在肘横纹中，肱二头肌腱桡侧凹陷中。

❖ 主治：感冒，咽喉肿痛，咳嗽，哮喘，咯血，胸膜炎，乳腺炎，肘关节劳损，腹痛，吐泻。

❖ 针灸法：直刺0.5～1.0寸；可灸。

❖ 处方例：肘臂痛、上肢瘫痪配肩髃、列缺、三间；哮喘、胸满配膻中、定喘。

孔最：肺经郄穴

* **取穴**：在前臂掌面桡侧，当尺泽与太渊连线上，腕横纹上7寸。
* **主治**：感冒，咽喉肿痛，咳嗽，哮喘，咯血，肘臂挛痛。
* **针灸法**：直刺0.5~0.8寸；可灸。
* **处方例**：咳嗽气喘配肺俞、风门、大椎；咯血配肺俞、膈俞、曲池。

列缺：肺经络穴，八脉交会穴通任脉

* **取穴**：在前臂桡侧缘，桡骨茎突上方，腕横纹上1.5寸，当肱桡肌与拇长展肌腱之间。
* **经验取穴**：以两手虎口相交，一手食指压在另一手桡骨茎突上，食指尖所指凹陷处是穴。
* **主治**：头痛，项强，三叉神经痛，面神经炎，咽喉肿痛，扁桃体炎，荨麻疹，中风后遗症。
* **针灸法**：向肘或腕部斜刺0.5~0.8寸；可灸。
* **处方例**：咽喉炎、扁桃体炎配合谷、鱼际、少商；咽喉肿痛配照海。

经渠：肺经穴

* **取穴**：在前臂掌面桡侧，桡骨茎突与桡动脉之

间凹陷处,腕横纹上1寸。

❖ **主治**:咽喉肿痛,咳嗽,哮喘,食管痉挛,膈肌痉挛,桡神经痛或麻痹。

❖ **针灸法**:向近端(肢体根部方向)斜刺0.3～0.5寸,直刺0.1～0.3寸,避开桡动脉;可灸。

❖ **处方例**:咽喉肿痛配合谷、少商。

太渊:肺经输(原)穴,八会穴(脉会)

❖ **取穴**:在腕掌侧横纹桡侧,桡动脉搏动处。

❖ **主治**:咳嗽、哮喘,咯血,胸满,心悸,百日咳,肺炎,肋间神经痛,手腕痛。

❖ **针灸法**:直刺0.2～0.3寸;避开桡动脉。

❖ **处方例**:咳嗽气喘(尤其是肺虚所致)配列缺、肺俞。

鱼际:肺经荥穴

❖ **取穴**:在拇指本节(第1掌指关节)后凹陷处,约当第1掌骨中点桡侧,赤白肉际处。

❖ **主治**:感冒,咳嗽,哮喘,咯血,咽喉肿痛,失音,肺炎,乳腺炎,神经官能症。

❖ **针灸法**:直刺0.5～0.8寸;可灸。

❖ **处方例**:肺炎配中府、肺俞、少商;乳房肿痛配足三里、乳根、少泽。

少商：肺经井穴

❖ **取穴**：在拇指末节桡侧，距指甲角0.1寸处（指寸）。

❖ **主治**：急性咽喉炎，急性扁桃体炎，鼻出血（鼻衄），咳嗽，哮喘，中暑，中风，癔症，惊风，虚脱，休克，精神病。

❖ **针灸法**：直刺或斜刺0.1~0.2寸，或点刺出血；可灸。

❖ **处方例**：急性扁桃体炎可配合谷；中风、中暑、虚脱、晕厥、休克配人中。

二、手阳明大肠经穴

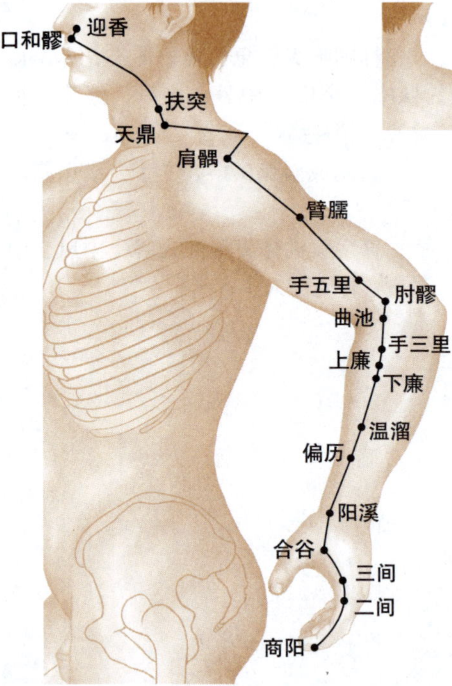

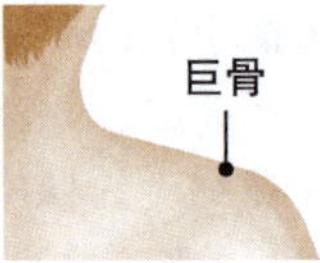

商阳：大肠经井穴

✤ **取穴：** 在食指末节桡侧，距指甲角0.1寸（指寸）。

✤ **主治：** 咽喉肿痛、口腔炎、牙周炎、牙痛，腮腺炎，高热昏迷。

✤ **针灸法：** 直刺0.1寸或点刺出血；可灸。

✤ **处方例：** 咽喉肿痛配合谷、少商；高热神昏配人中、百会、内关。

二间：大肠经荥穴

✤ **取穴：** 微握拳，在食指本节（第2指掌关节）前，桡侧凹陷处。

✤ **主治：** 目昏，咽喉肿痛，牙痛，面神经炎，三叉神经痛。

✤ **针灸法：** 直刺0.2～0.3寸；可灸。

✤ **处方例：** 咽喉肿痛配合谷、鱼际。

三间：大肠经输穴

✤ **取穴：** 微握拳，在食指本节（第2掌指关节）后，桡侧凹陷处。

✤ **主治：** 感冒，结膜炎，扁桃体炎，腮腺炎，下牙痛，面神经炎，三叉神经痛，手指及手背红肿，胃肠炎。

✤ **针灸法**：直刺0.3～0.5寸；可灸。

✤ **处方例**：牙痛配合谷；肠鸣腹泻配天枢、气海、会阳。

合谷：大肠经原穴

✤ **取穴**：在手背，第1、2掌骨间，当第2掌骨桡侧中点处。

✤ **简便取穴**：以一手的拇指指骨关节横纹，放在另一手指、食指之间的指蹼缘上，当拇指尖下是穴。

✤ **主治**：外感发热，结膜炎，角膜炎，鼻炎，鼻窦炎，鼻出血（鼻衄），牙周炎，龋齿，口腔炎，扁桃体炎，咽喉炎，面神经炎，三叉神经痛，上肢关节痛，半身不遂，神经官能症，精神病，晕动病，失语，闭经，滞产，皮肤病，小儿惊风。

✤ **针灸法**：直刺0.5～1.0寸，亦可指针掐合谷；可灸；孕妇禁针。

✤ **处方例**：发热头痛配风池；下牙痛配下关、颊车；小儿惊风配人中、太冲；难产配三阴交；荨麻疹配曲池、血海。

阳溪:大肠经经穴

* **取穴**：在腕背横纹桡侧，拇指上翘时，当拇短伸肌腱与拇长伸肌腱之间凹陷处。
* **主治**：头痛，外眼炎症，牙痛，耳聋，耳鸣，咽喉肿痛，面神经炎，腕关节炎与腱鞘炎，癫痫，癔症，精神病。
* **针灸法**：直刺0.3~0.5寸；可灸。
* **处方例**：腕臂疼痛，手指拘挛配合谷、阳池、外关；癔症、食管痉挛、梅核气配间使、天突、三间。

偏历:大肠经络穴

* **取穴**：屈肘，在前臂背面桡侧，当阳溪与曲池连线上，腕背横纹上3寸。
* **主治**：外眼炎症，鼻出血（鼻衄），耳聋，耳鸣，咽喉肿痛，面神经炎，面肌痉挛，肩臂腕酸痛，水肿。
* **针灸法**：直刺或斜刺0.5~0.8寸；可灸。
* **处方例**：腕臂痛配阳溪、列缺；水肿配阴陵泉、水分。

温溜：大肠经郄穴

- **取穴**：屈肘，在前臂背面桡侧，当阳溪与曲池连线上，腕背横纹上5寸。
- **主治**：头痛，颜面疔肿，面神经炎，腮腺炎，口腔炎，舌炎，咽喉肿痛，前臂神经痛，肢肿。
- **针灸法**：直刺0.5~1.0寸；可灸。
- **处方例**：急性扁桃体炎配合谷、少商、颊车。

下廉

- **取穴**：在前臂背面桡侧，当阳溪与曲池连线上，肘横纹下4寸。
- **主治**：头痛，眩晕，目痛，胸痛，腹痛腹泻，肘臂痛，上肢不遂，乳腺炎。
- **针灸法**：直刺0.5~1.0寸；可灸。
- **处方例**：头痛、眩晕、目痛配头维、神庭。

上廉

- **取穴**：在前臂背面桡侧，当阳溪与曲池连线上，肘横纹下3寸。
- **主治**：上肢不遂，肩周炎，肩肘臂痛，肠炎，肠鸣腹痛，膀胱炎，乳腺炎。
- **针灸法**：直刺0.5~1.0寸；可灸。

❖ **处方例**：上肢不遂、肩肘臂痛配肩髃、合谷；腹痛腹泻配天枢、足三里。

☞ 手三里

❖ **取穴**：在前臂背面桡侧，当阳池与曲池连线上，肘横纹下2寸。

❖ **主治**：齿痛颊肿，感冒，面神经炎，中风偏瘫，肘关节炎与劳损，乳腺炎，肠炎，高血压病。

❖ **针灸法**：直刺0.5~1.0寸；可灸。

❖ **处方例**：高血压病配曲池、太冲。

☞ 曲池：大肠经合穴

❖ **取穴**：在肘横纹外侧端，屈肘，当尺泽与肱骨外上髁连线的中点。

❖ **主治**：热病，高血压病，眼耳鼻喉炎症、颌下淋巴结炎，颜面疔肿，臂丛神经痛，肩周炎，肱骨外上髁炎，肘关节炎与劳损，中风偏瘫，皮肤病，过敏性疾病，月经病。

❖ **针灸法**：直刺0.5~1.5寸；可灸。

❖ **处方例**：发热配合谷、大椎；月经不调配三阴交、支沟、足三里；湿疹、皮肤瘙痒、荨麻疹配血海、合谷、风市、足三里、三阴交。

肘髎

* **取穴**：在上臂外侧，屈肘，曲池上1寸，当肱骨边缘处。
* **主治**：肩周炎，肘关节炎与劳损，肱骨外上髁炎，中风偏瘫。
* **针灸法**：直刺0.5～1.0寸；可灸。
* **处方例**：肘臂痛配曲池、手三里。

手五里

* **取穴**：在上臂外侧，当曲池与肩髃连线上，曲池上3寸。
* **主治**：肘关节炎及劳损，肱骨外上髁炎，肩周炎，肘臂神经痛，颈淋巴结炎，甲状腺肿，屈光不正。
* **针灸法**：直刺0.5～1.0寸；可灸。
* **处方例**：肘臂痛配手三里、天井、下廉。

臂臑

* **取穴**：在上臂外侧，三角肌止点处，当曲池与肩髃连线上，曲池上7寸。
* **主治**：结膜炎，角膜炎，屈光不正，色弱，肩周炎，肩臂痛，中风偏瘫，甲状腺肿。

✤ 针灸法：直刺0.5～1.0寸；可灸。
✤ 处方例：脊髓灰质炎后遗上肢瘫痪配肩髃、曲池、合谷。

肩髃

✤ 取穴：在肩部，三角肌上，臂外展或向前平伸时，当肩峰前下方凹陷处。
✤ 主治：肩臂痛，颈项强痛，肩周炎，偏瘫。
✤ 针灸法：直刺0.5～1.0寸；可灸。
✤ 处方例：肩周炎配肩髎、臑会、条口；偏瘫配曲池、外关、合谷。

巨骨

✤ 取穴：在肩上部，当锁骨肩峰端与肩胛冈之间凹陷处。
✤ 主治：肩臂痛，背痛，颈淋巴结炎，甲状腺肿。
✤ 针灸法：直刺0.5～0.8寸。
✤ 处方例：肩周炎配肩髃、肩髎。

天鼎

✤ 取穴：在颈外侧部，胸锁乳突肌后缘，当喉结旁，扶突与缺盆连线的中点。

* **主治**：咽喉肿痛，癔症性失语，神经性呃逆，颈淋巴结结核。
* **针灸法**：直刺0.3～0.5寸；可灸。
* **处方例**：咽喉肿痛，饮食不下配少商、膈俞。

扶突

* **取穴**：在颈外侧部，喉结旁，当胸锁乳突肌的前、后缘之间。
* **主治**：咳嗽，哮喘，咽喉肿痛，癔症性失语，颈淋巴结结核，甲状腺肿，高血压病，三叉神经痛，肩臂痛，皮肤病，偏瘫。
* **针灸法**：直刺0.3～0.8寸；可灸。
* **处方例**：支气管炎配曲池、合谷、大椎。

口禾髎

* **取穴**：在上唇部，鼻孔外缘直下，平水沟。
* **主治**：鼻炎，鼻出血（鼻衄），面神经炎，牙关紧闭。
* **针灸法**：直刺0.3～0.5寸；禁灸。
* **处方例**：鼻炎、鼻窦炎配四白、合谷。

迎香

* **取穴**：在鼻翼外缘中点旁开约0.5寸，当鼻唇

沟中。

◈ 主治：鼻炎，鼻窦炎，面神经炎。

◈ 针灸法：平刺或略向内上方斜刺0.3~0.5寸；禁灸。

◈ 处方例：慢性鼻窦炎配四白、太阳、合谷。

三、足阳明胃经穴

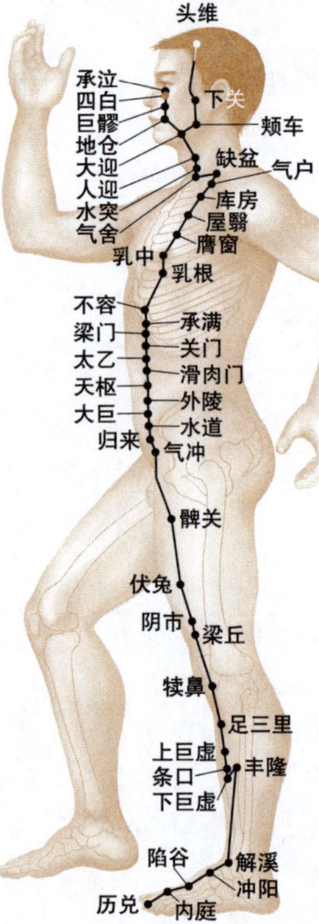

头维
承泣
四白
巨髎
地仓
大迎
人迎
水突
气舍
下关
颊车
缺盆
气户
库房
屋翳
膺窗
乳中
乳根
不容
梁门
太乙
天枢
大巨
归来
承满
关门
滑肉门
外陵
水道
气冲
髀关
伏兔
阴市
梁丘
犊鼻
足三里
上巨虚
条口
下巨虚
丰隆
陷谷
解溪
冲阳
历兑
内庭

承泣

取穴：在面部，瞳孔直下，当眼球与眶下缘之间。

主治：外眼炎症，泪囊炎，屈光不正，夜盲，青光眼，视神经炎，视网膜炎，视神经萎缩，白内障，眶下神经痛。

针灸法：以左手拇指向上轻推眼球，紧靠眶缘缓慢直刺0.3～0.5寸，不宜提插；禁灸。注意避免刺伤眼球，防止出血。

处方例：泪囊炎配合谷、风池；结膜炎、角膜炎配太阳、攒竹、丝竹空；青光眼配阳白、太阳；视神经炎、视神经萎缩配球后。

四白

取穴：在面部，瞳孔直下，当眶下孔凹陷处。

主治：眼病，三叉神经痛，眼睑痉挛，面神经炎，鼻窦炎。

针灸法：直刺0.2～0.5寸，注意避免损伤神经血管；禁灸。

处方例：三叉神经痛配攒竹、下关。

巨髎

- **取穴**：在面部，瞳孔直下，平鼻翼下缘处，当鼻唇沟外侧。
- **主治**：眼病，鼻病，牙痛，三叉神经痛，面神经炎，上颌窦炎。
- **针灸法**：直刺0.2~0.5寸，可灸。
- **处方例**：牙痛配上关、合谷。

地仓

- **取穴**：在面部，口角外侧，上直对瞳孔。
- **主治**：流涎，面肌痉挛，面神经炎，牙痛，三叉神经痛。
- **针灸法**：直刺0.2~0.3寸，或向颊车平刺1.0~1.5寸；可灸。
- **处方例**：面神经炎、面肌痉挛用地仓透颊车。

大迎

- **取穴**：在下颌角前方，咬肌附着部的前缘，当面动脉搏动处。
- **简便取穴**：闭口鼓气，下颌角前下方出现一沟形的凹陷中便是。
- **主治**：面肌痉挛，面神经炎，三叉神经痛，腮腺炎，牙痛。

※ 针灸法：直刺0.2~0.3寸，或透刺颊车，注意避开血管；可灸。

※ 处方例：牙痛配地仓、颊车。

颊车

※ 取穴：在面颊部，下颌角前上方约一横指（中指），按之凹陷处，当咀嚼时咬肌隆起最高点处。

※ 主治：牙痛，颊肿，面神经炎，三叉神经痛，口腔炎，腮腺炎，下颌关节炎。

※ 针灸法：直刺0.3~0.5寸，或透刺地仓、大迎；可灸。

※ 处方例：牙痛，腮腺炎配大迎、合谷、下关。

下关

※ 取穴：在面部耳前方，当颧弓与下颌切迹所形成的凹陷中。合口有孔，张口即闭，宜闭口取穴。

※ 主治：牙痛，颊肿，面神经炎，三叉神经痛，耳痛，耳鸣，耳聋，下颌关节炎，下颌关节功能紊乱症。

※ 针灸法：直刺0.3~0.5寸，深刺1.0~1.5寸；可灸。

※ 处方例：耳鸣、耳聋配听宫、内关；上牙痛、

三叉神经痛配内庭。

👉 头维

✦ **取穴**：在头侧部，当额角发际上0.5寸，头正中线旁开4.5寸。

✦ **主治**：头痛，头晕，三叉神经痛，晕动病，眼病，眼睑痉挛，面神经炎。

✦ **针灸法**：平刺0.5～1.0寸；禁灸。

✦ **处方例**：头痛配百会、风池、太阳、合谷；眼睑痉挛配攒竹；泪囊炎配睛明、临泣；面神经炎配阳白。

👉 人迎

✦ **取穴**：在颈部，喉结旁开1.5寸，当胸锁乳突肌的前缘，颈总动脉搏动后。

✦ **主治**：高血压病，哮喘，咽喉肿痛，甲状腺肿，声音嘶哑，偏瘫。

✦ **针灸法**：直刺0.3～0.5寸，避开血管；禁灸。

✦ **处方例**：高血压病配曲池、太冲。

👉 水突

✦ **取穴**：在颈部，胸锁乳突肌前缘，当人迎与气舍连线的中点。

❖ 主治：咽喉肿痛，支气管炎，哮喘，甲状腺肿。

❖ 针灸法：直刺0.3～0.5寸，斜刺0.5～1.0寸；可灸。

❖ 处方例：咽喉肿痛配合谷，少商。

气舍

❖ 取穴：在颈部，当锁骨内侧端上缘，胸锁乳突肌胸骨头与锁骨头之间。

❖ 主治：咽喉肿痛，头项强痛，呃逆，哮喘。

❖ 针灸法：直刺0.3～0.5寸；可灸。

缺盆

❖ 取穴：在锁骨上窝中央，距前正中线4寸。

❖ 主治：咽喉肿痛，支气管炎，胸膜炎，哮喘，肋间神经痛。

❖ 针灸法：直刺0.3～0.5寸；可灸。《图翼》孕妇禁针。

❖ 处方例：咳嗽配膻中、云门。

气户

❖ 取穴：在前胸部，当锁骨下缘，前正中线旁开4寸。

❖ 主治：咳嗽，哮喘，呼吸困难，呃逆，胸背痛。

❖ 针灸法：斜刺0.5～0.8寸；可灸。

❖ 处方例：咳喘配天府、云门。

库房

❖ 取穴：在胸部，当第1肋间隙，前正中线旁开4寸。

❖ 主治：支气管炎，哮喘，胸胁胀痛。

❖ 针灸法：斜刺0.5～0.8寸；可灸。

屋翳

❖ 取穴：在胸部，当第2肋间隙，距前正中线4寸。

❖ 主治：咳嗽，哮喘，胸胁痛，乳腺炎，心律不齐。

❖ 针灸法：斜刺0.5～0.8寸；可灸。

膺窗

❖ 取穴：在胸部，当第3肋间隙，距前正中线4寸。

❖ 主治：咳嗽，哮喘，胸胁痛，乳腺炎，心律不齐，心动过速。

✤ 针灸法：斜刺0.5~0.8寸；可灸。

乳中

✤ 取穴：在胸部，当第4肋间隙，乳头中央，距前正中线4寸。

✤ 主治：《肘后备急方》用治"卒癫"，《千金翼方》用治"小儿暴痫"，《针灸甲乙经》则禁灸刺。现代主要用于取穴标志，不作灸刺。

乳根

✤ 取穴：在胸部，当乳头直下，乳房根部，当第5肋间隙，前正中线旁开4寸。

✤ 主治：乳汁不足，乳腺炎，胸胁痛。

✤ 针灸法：斜刺0.5~0.8寸；可灸。

✤ 处方例：产后乳汁不足、乳房胀痛、乳汁不通配膻中、少泽。心前区疼痛配膻中、内关。

不容

✤ 取穴：在上腹部，当脐中上6寸，前正中线旁开2寸。

✤ 主治：食欲不振，腹胀，呕吐，胃痛。

✤ 针灸法：直刺0.5~0.8寸；可灸。

✤ 处方例：胃炎、胃溃疡配中脘、公孙。

承满

* **取穴**：在上腹部，当脐中上5寸，前正中线旁开2寸。
* **主治**：胃痛，腹胀，呕吐，食欲不振，咳嗽，哮喘，胁痛。
* **针灸法**：直刺1.0~1.5寸；可灸。

梁门

* **取穴**：在上腹部，当脐中上4寸，前正中线旁开2寸。
* **主治**：胃痛，呕吐，腹胀，腹泻，食欲不振。
* **针灸法**：直刺1.0~1.5寸；可灸。

关门

* **取穴**：在上腹部，当脐中上3寸，前正中线旁开2寸。
* **主治**：食欲不振，腹胀，腹痛，肠鸣，腹泻，水肿。
* **针灸法**：直刺1.0~1.5寸；可灸。

太乙

* **取穴**：在上腹部，当脐中上2寸，前正中线

旁开2寸。
- **主治**：消化不良，胃痛，心烦不宁，精神病。
- **针灸法**：直刺1.0～1.5寸；可灸。

滑肉门

- **取穴**：在上腹部，当脐中上1寸，前正中线旁开2寸。
- **主治**：胃痛，呕吐，精神病。
- **针灸法**：直刺1.0～1.5寸；可灸。

天枢：大肠募穴

- **取穴**：在腹中部，脐中旁开2寸。
- **主治**：腹痛，腹胀，腹泻，消化不良，便秘，阑尾炎，肠麻痹，月经不调，痛经。
- **针灸法**：直刺1.0～1.5寸；可灸。
- **处方例**：急慢性肠炎、痢疾、肠麻痹配中脘、气海、足三里；阑尾炎配外陵、上巨虚。

外陵

- **取穴**：在下腹部，当脐中下1寸，前正中线旁开2寸。
- **主治**：腹痛，腹胀，月经不调，痛经。
- **针灸法**：直刺1.0～1.5寸；可灸。

❖ 处方例：腹痛、腹胀配关元；阑尾炎配天枢、阑尾。

👉 大巨

❖ 取穴：在下腹部，当脐中下2寸，前正中线旁开2寸。

❖ 主治：小腹胀满，小便不利，遗精，早泄，失眠，疝气。

❖ 针灸法：直刺1.0～1.5寸；可灸。

👉 水道

❖ 取穴：在下腹部，当脐中下3寸，前正中线旁开2寸。

❖ 主治：小腹胀满，尿路感染，肾炎，水肿，尿潴留，月经不调，痛经，不孕。

❖ 针灸法：直刺1.0～1.5寸；可灸。

❖ 处方例：尿路感染配中极、三阴交；腹水配中脘、水分、气海、足三里。

👉 归来

❖ 取穴：在下腹部，当脐中下4寸，前正中线旁开2寸。

❖ 主治：小腹疼痛，月经不调，白带过多，子宫脱垂，遗精，阴茎中痛，睾丸炎。

❈ **针灸法**：直刺1.0～1.5寸；可灸。

气冲

❈ **取穴**：在腹股沟稍上方，当脐下5寸，前正中线旁开2寸。

❈ **主治**：小腹疼痛，疝气，外阴肿痛，月经不调，不孕，胎产诸疾，阴茎中痛，阳痿。

❈ **针灸法**：直刺0.5～1.0寸；可灸。

髀关

❈ **取穴**：在大腿前面，当髂前上棘与髌底外侧端的连线上，屈股时平会阴，居缝匠肌外侧凹陷处。

❈ **主治**：腿膝肿痛，下肢麻木，瘫痪，腹股沟淋巴结炎。

❈ **针灸法**：直刺1.0～2.5寸；可灸。

❈ **处方例**：脊髓灰质炎后遗症配阳陵泉、大肠俞、三阴交。

伏兔

❈ **取穴**：在大腿前面，当髂前上棘与髌底外上端的连线上，髌底上6寸。

❈ **经验取穴**：以掌后横纹正中，按在髌骨上缘，手指并拢压在患者大腿上，中指尖点到处取穴；用力伸腿，大腿前下方肌肉最高处取穴。

✤ **主治**：腰腿痛，下肢麻木、瘫痪、脚气、荨麻疹。

✤ **针灸法**：直刺1.0～1.5寸；可灸。

✤ **处方例**：腰腿痛配髀关、犊鼻。

☞ 阴市

✤ **取穴**：在大腿前面，当髂前上棘与髌底上侧端的连线上，髌底外上缘上3寸。

✤ **主治**：腿膝痛，下肢麻木，瘫痪，糖尿病。

✤ **针灸法**：直刺1.0～2.0寸；可灸。

☞ 梁丘：胃经郄穴

✤ **取穴**：屈膝在大腿前面，当髂前上棘与髌底上侧端的连线上，髌底外上缘上2寸。

✤ **主治**：膝关节痛，下肢不遂，胃痛，腹泻，乳腺炎。

✤ **针灸法**：直刺1.0～1.5寸；可灸。

✤ **处方例**：急性胃痛配中脘、内关、足三里。

☞ 犊鼻（外膝眼）

✤ **取穴**：在膝部，屈膝，髌骨与髌韧带外侧凹陷中。
- ❖ **主治**：膝关节痛，脚气。
- ❖ **针灸法**：稍向内斜刺0.5～1.0寸，或透刺内膝眼；可灸。
- ❖ **处方例**：膝关节炎配梁丘、血海、足三里。

足三里：胃经合穴，胃之下合穴

- ❖ **取穴**：屈膝，当犊鼻下3寸，距胫骨前缘一横指（中指）。
- ❖ **主治**：胃痛、腹胀、腹泻、呕吐、便秘、消化不良、胃酸缺乏等消化系统疾病；头晕、耳鸣、心悸、气短、失眠、癫痫、精神病、高血压、脑卒中（中风）等神经精神及心脑血管疾病；月经不调、痛经、不孕、产后血晕、乳腺炎等妇产科疾病；脚气、水肿、胫膝痹痛、下肢瘫痪等病；强壮穴。
- ❖ **针灸法**：直刺1.0～2.5寸；可灸。
- ❖ **处方例**：急慢性胃肠炎、消化不良配天枢、中脘、内庭；下肢瘫痪配环跳、阳陵泉、悬钟、三阴交；心悸配三阴交、神门。

上巨虚：大肠之下合穴

- ❖ **取穴**：在小腿前外侧，当犊鼻下6寸，距胫骨前缘一横指（中指）。

❖ 主治：腹痛，腹胀，腹泻，阑尾炎，下肢痿痪。

❖ 针灸法：直刺1.0～2.0寸；可灸。

❖ 处方例：慢性结肠炎配天枢、关元；痢疾配内关、曲池、公孙。

条口

❖ 取穴：在小腿前外侧，当犊鼻下8寸，距胫骨前缘一横指（中指）。

❖ 主治：小腿冷痛，下肢麻木，下肢痿痪，肩臂痛。

❖ 针灸法：直刺1.0～1.5寸；可灸。

❖ 处方例：肩周炎配肩髃、肩髎、天宗。

下巨虚：小肠之下合穴

❖ 取穴：在小腿前外侧，当犊鼻下9寸，距胫骨前缘一横指（中指）。

❖ 主治：小腹疼痛，腹泻，下肢痿痪，腿膝酸痛无力。

❖ 针灸法：直刺1.0～1.5寸；可灸。

❖ 处方例：肠炎、腹泻配天枢、关元。

丰隆：胃经络穴

* **取穴**：在小腿前外侧，当外踝尖上8寸，条口外侧，距胫骨前缘二横指（中指）。
* **主治**：咳嗽，哮喘，痰多，咽喉肿痛，头痛，眩晕，癔症，癫痫，小腿酸痛、麻木，下肢瘫痪。
* **针灸法**：直刺1.0～1.5寸；可灸。
* **处方例**：慢性支气管炎，支气管哮喘配天突、肺俞、合谷；癔症、癫痫配内关、膻中；高血压病配曲池、太冲。

解溪：胃经经穴

* **取穴**：在足背与小腿交界处横纹中央凹陷中，当踇长伸肌腱与趾长伸肌腱之间。
* **主治**：头痛，面肿，腹胀，腹痛，便秘，踝关节肿痛，足下垂，下肢瘫痪。
* **针灸法**：直刺0.3～0.5寸；可灸。
* **处方例**：踝关节扭伤配丘墟、商丘。

冲阳：胃经原穴

* **取穴**：在足背最高处，当踇长伸肌腱与趾长伸肌腱之间，足背动脉搏动处。
* **主治**：面肿，牙痛，面神经炎，足痿无力，足

背肿痛，胃痛，腹胀，癫痫。

◆ **针灸法**：直刺0.3~0.5寸，避开血管；可灸。

◆ **处方例**：胃痛、腹胀配中脘、足三里；面神经炎配地仓、颊车；精神失常配公孙、丰隆。

陷谷：胃经输穴

◆ **取穴**：在足背，当第2、3跖骨结合部，第2、3跖趾关节后凹陷处。

◆ **主治**：面肿，水肿，肠鸣腹痛，足背肿痛。

◆ **针灸法**：直刺0.3~0.5寸；可灸。

◆ **处方例**：面部浮肿配上星、人中、前顶、公孙。

内庭：胃经荥穴

◆ **取穴**：在足背，当第2、3趾间，趾蹼缘后方赤白肉际处。

◆ **主治**：胃痛，腹胀，腹泻，便秘，牙痛，面神经炎，咽喉肿痛，鼻出血（鼻衄），热病，足背肿痛。

◆ **针灸法**：直刺0.3~0.5寸；可灸。

◆ **处方例**：腹胀、腹痛、腹泻配中脘、足三里；痢疾配天枢、隐白、气海；面神经炎配颊车、地仓、下关。

厉兑：胃经井穴

❖ **取穴**：在足第2趾末节外侧，距指甲角0.1寸（指寸）。

❖ **主治**：面肿，面神经炎，牙痛，鼻炎，鼻出血（鼻衄），咽喉肿痛，胸腹胀满，热病，昏厥，精神病。

❖ **针灸法**：浅刺0.1寸，或向上斜刺0.2~0.3寸；可灸。

❖ **处方例**：胫腿冷痛配条口、三阴交；昏迷不醒配人中。

四、足太阴脾经穴

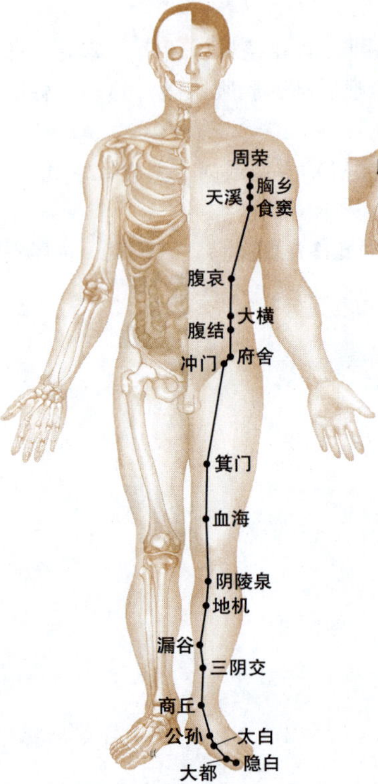

周荣
胸乡
天溪
食窦
腹哀
大横
腹结
府舍
冲门
箕门
血海
阴陵泉
地机
漏谷
三阴交
商丘
公孙
太白
大都
隐白

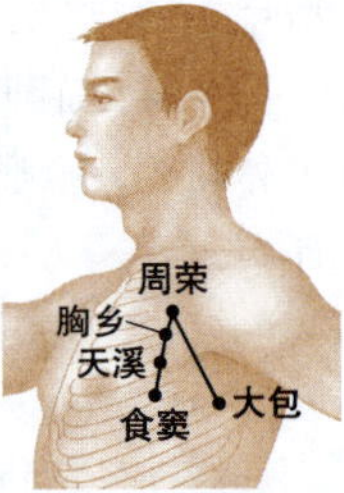

周荣
胸乡
天溪
食窦
大包

隐白：脾经井穴

* **取穴**：在足大踇趾末节内侧，距趾甲角0.1寸（指寸）。

* **主治**：腹胀，腹痛，便血，月经过多，崩漏，惊风，癔症，精神病，昏厥，失眠多梦。

* **针灸法**：浅刺0.1寸，或斜向上刺0.2~0.3寸；可灸。

* **处方例**：月经过多配关元、三阴交；单用悬灸，每侧10~15分钟。

大都：脾经荥穴

* **取穴**：在足内侧缘，当足大踇趾本节（第1跖趾关节）前下方赤白肉际处。

* **主治**：腹胀，腹痛，腹泻，便秘，高热无汗，小儿惊风，足痛。

* **针灸法**：直刺0.3~0.5寸；可灸。

* **处方例**：脾虚腹泻配阴陵泉、商丘；小儿惊风配人中、合谷。

太白：脾经输穴、原穴

* **取穴**：在足内侧缘，当足大踇趾本节（第1跖趾关节）后下方赤白肉际凹陷处。

❖ **主治**：腹胀，腹痛，腹泻，便秘，痢疾，心痛，脉缓，胸胁胀痛，身重，肢节疼痛。

❖ **针灸法**：直刺0.3~0.5寸；可灸。

❖ **处方例**：腹痛胀满，上吐下泻配天枢、足三里；发热身重配大椎、合谷。

公孙：脾经络穴，八脉交会穴通冲脉

❖ **取穴**：在足内侧缘，当第1跖骨基底部的前下方赤白肉际处。

❖ **主治**：胃痛，腹胀，胁痛，消化不良，呕吐，腹泻，便秘，痢疾，痔疮，疟疾，脚气，失眠，神经衰弱，精神病，热病。

❖ **针灸法**：直刺0.5~1.0寸；可灸。

❖ **处方例**：眩晕呕吐配丰隆、膻中；胁下痛配支沟、章门、阳陵泉；停食胃痛配中脘、足三里、解溪；久疟配内庭、厉兑。

商丘：脾经经穴

❖ **取穴**：在足内踝前下方凹陷中，当舟骨结节与内踝尖连线的中点处。

❖ **主治**：腹胀，肠鸣，腹泻，便秘，消化不良，足踝痛。

❖ **针灸法**：直刺0.3~0.5寸；可灸。

❖ **处方例**：急性腹痛、腹泻配天枢、气海、足三里；慢性腹泻配关元、脾俞、三焦俞。

三阴交：足三阴经交会穴

❖ **取穴**：在小腿内侧，当内踝尖上3寸，胫骨内侧缘后方。

❖ **主治**：脾胃虚弱，消化不良，腹胀肠鸣，腹泻，月经不调，崩漏，带下，闭经，子宫脱垂，难产，产后血晕，恶露不下，遗精，阳痿，阴茎中痛，水肿，小便不利，遗尿，膝脚痹痛，脚气，失眠，湿疹，荨麻疹，神经性皮炎，高血压病。

❖ **针灸法**：直刺0.8～1.5寸，可透刺悬钟，亦可向下斜刺；可灸。《铜人经》：妊娠不可刺。

❖ **处方例**：腹泻配天枢、阴陵泉；遗精配气海；痛经配关元、中极、行间；尿路感染配阴陵泉、膀胱俞、中极；荨麻疹配风池、合谷、血海。

漏谷

❖ **取穴**：在小腿内侧，当内踝尖与阴陵泉连线上，内踝尖上6寸，胫骨内侧缘后方。

❖ **主治**：腹胀，肠鸣，腹泻，腿膝冷痛、麻木，小便不利，水肿。

❖ **针灸法**：直刺1.0～1.5寸；可灸。

地机:脾经郄穴

- **取穴**:在小腿内侧,当内踝尖与阴陵泉的连线上,阴陵泉下3寸。
- **主治**:腹痛,腹胀,腹泻,食欲不振,痢疾,月经不调,癥瘕,遗精,腰痛,小便不利,水肿。
- **针灸法**:直刺1.0~1.5寸;可灸。
- **处方例**:痛经,闭经,癥瘕配关元、归来、三阴交;腹胀痞满、便溏、食欲不振配中脘、期门;小便不利、水肿配肾俞、水道、复溜。

阴陵泉:脾经合穴

- **取穴**:在小腿内侧,当胫骨内侧髁后下方凹陷处。
- **主治**:腹痛,腹胀,腹泻,黄疸,水肿,小便不利,遗尿,遗精,月经不调。
- **针灸法**:直刺1.0~1.5寸;可灸。
- **处方例**:水肿配水道、中极、复溜;小便不利配三阴交、气海;遗尿配关元、肾俞、阳陵泉;急性胃肠炎配承山、解溪、太白。

血海

- **取穴**:屈膝,在大腿内侧,髌底内侧端上2

寸，当股四头肌内侧头的隆起处。

※ 经验取穴：医者以对侧手掌按患者髌骨上缘，2~5指向上直伸，拇指斜放约45°，拇指尖指处是穴。

※ 主治：月经不调，痛经，崩漏，荨麻疹，皮肤瘙痒症，急慢性湿疹，丹毒，尿路感染，大腿内侧痛。

※ 针灸法：直刺1.0~1.5寸；可灸。

※ 处方例：荨麻疹、皮肤瘙痒症配曲池、合谷、足三里、三阴交；功能性子宫出血配三阴交、隐白、归来；月经不调、痛经配关元、气海。

箕门

※ 取穴：在大腿内侧，当冲门与血海连线上，血海上6寸。

※ 主治：小便不利，遗尿，尿闭，尿路感染，腹股沟肿痛。

※ 针灸法：直刺1.0~1.5寸；可灸。

冲门

※ 取穴：在腹股沟外侧，距耻骨联合上缘中点3.5寸，当髂外动脉搏动处的外侧。

※ 主治：腹痛，疝气，痔疮疼痛，小便不利，睾

丸及附睾炎，子宫脱垂，子宫内膜炎。

◆ **针灸法**：直刺0.5～1.0寸，避开血管；可灸。

◆ **处方例**：子宫脱垂配中脘、气海、三阴交；疝气配天枢、太冲。

府舍

◆ **取穴**：在下腹部，冲门外上方0.7寸，前正中线旁开4寸。

◆ **主治**：腹痛，疝气，便秘，阑尾炎，子宫脱垂，睾丸炎，附睾炎。

◆ **针灸法**：直刺0.5～1.0寸；可灸。

◆ **处方例**：子宫脱垂配气海、三阴交；睾丸炎，附睾炎配冲门，大敦。

腹结

◆ **取穴**：在下腹部，大横下1.3寸，前正中线旁开4寸。

◆ **主治**：脐周痛，腹泻，疝气。

◆ **针灸法**：直刺1.0～1.5寸；可灸。

大横

◆ **取穴**：在腹中部，脐中旁开4寸。

◆ **主治**：绕脐腹痛，腹胀，腹泻，便秘，痢疾，肠道寄生虫病，肠麻痹，癔症。

◆ **针灸法**：直刺1.0～2.0寸；可灸。

◆ **处方例**：肠道寄生虫病配天枢、足三里、上巨虚；癔症配人中、内关。

腹哀

◆ **取穴**：在上腹部，当脐中上3寸，前正中线旁开4寸。

◆ **主治**：绕脐腹痛，消化不良，便秘，痢疾。

◆ **针灸法**：直刺0.8～1.5寸；可灸。

◆ **处方例**：消化不良配中脘、足三里。

食窦

◆ **取穴**：在胸外侧部，当第5肋间隙，前正中线旁开6寸。

◆ **主治**：胸胁胀满，肠鸣腹胀，幽门梗阻，水肿。

◆ **针灸法**：斜刺或向外平刺0.5～0.8寸，不可深刺；可灸。

天溪

◆ **取穴**：在胸外侧部，当第4肋间隙，前正中线旁开6寸。

◆ **主治**：胸胁胀痛，咳嗽，乳腺炎，乳汁不足。

❖ 针灸法：斜或平刺0.5~0.8寸；可灸。

胸乡

❖ 取穴：在胸外侧部，当第3肋间隙，前正中线旁开6寸。

❖ 主治：胸胁胀痛，咳嗽，哮喘。

❖ 针灸法：斜刺或向外平刺0.5~0.8寸，不可深刺；可灸。

周荣

❖ 取穴：在胸外侧部，当第2肋间隙，前正中线旁开6寸。

❖ 主治：胸胁胀满，咳嗽，哮喘。

❖ 针灸法：斜刺或向外平刺0.5~0.8寸，不可深刺；可灸。

大包：脾之大络

❖ 取穴：在侧胸部，腋中线上，当第6肋间隙处。

❖ 主治：胸胁痛，咳嗽，气喘，全身疼痛，四肢无力。

❖ 针灸法：斜刺或向外平刺0.5~0.8寸，不可深刺；可灸。

❖ 处方例：胸胁疼痛配期门、肝俞。

五、手少阴心经穴

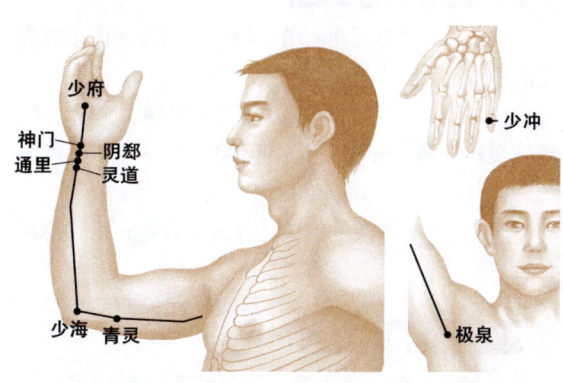

极泉

✤ **取穴**：在腋窝顶点，腋动脉搏动处。

✤ **主治**：胸胁痛，心痛，心悸气短，肘臂痛。

✤ **针灸法**：直刺0.3~0.5寸，避开腋动脉。

青灵

✤ **取穴**：在臂内侧，当极泉与少海连线上，肘横纹上3寸，肱二头肌内侧沟中。

✤ **主治**：胸胁痛，肘臂痛。

✤ **针灸法**：直刺0.5~0.8寸；可灸。

👉 少海：心经合穴

✤ **取穴**：屈肘，在肘横纹内侧端与肱骨内上髁连线的中点处。

✤ **主治**：头痛，眩晕，健忘，手颤，癔症，癫痫，尺神经痛或麻痹，上肢不能上举。

✤ **针灸法**：直刺0.5~1.0寸；可灸。

✤ **处方例**：手颤配内关透外关、合谷；手臂麻配手三里。

👉 灵道：心经经穴

✤ **取穴**：在前臂掌侧，当尺侧腕屈肌腱的桡侧缘，腕横纹上1.5寸。

✤ **主治**：心痛，癔症，腕臂痛。

✤ **针灸法**：直刺0.5~0.8寸；可灸。

✤ **处方例**：心痛配内关、心俞、厥阴俞、膻中；癔症配人中、合谷、巨阙。

👉 通里：心经络穴

✤ **取穴**：在前臂掌侧，当尺侧腕屈肌腱的桡侧缘，腕横纹上1寸。

✤ **主治**：心痛，神经衰弱，癔症，腕臂痛。

❖ **针灸法**：直刺0.5~0.8寸；可灸。
❖ **处方例**：心绞痛配内关、膺窗、乳根。

阴郄：心经郄穴

❖ **取穴**：在前臂掌侧，当尺侧腕屈肌腱的桡侧缘，腕横纹上0.5寸。
❖ **主治**：心痛，心悸，神经衰弱，癔症，阴虚盗汗，吐血，衄血。
❖ **针灸法**：直刺0.3~0.5寸；可灸。
❖ **处方例**：神经衰弱配百会、印堂、风池；阴虚潮热盗汗配百劳、肺俞、膏肓。

神门：心经输（原）穴

❖ **取穴**：在腕部，腕掌侧横纹尺侧端，尺侧腕屈肌腱的桡侧凹陷处。
❖ **主治**：心痛，心悸，神经衰弱，癔症。
❖ **针灸法**：直或斜刺0.3~0.5寸；可灸。
❖ **处方例**：心绞痛、阵发性心动过速、心律不齐配内关、心俞、膻中、乳根；神经衰弱配百会、印堂、风池、肾俞；癔症配人中、百会。

少府：心经荥穴

❖ **取穴**：在手掌，第4、5掌骨间，握拳时，当小指尖所指处。

❖ **主治**：心痛，心悸，胸痛，神经衰弱，阴痒，小便不利，遗尿，手指挛痛，手掌多汗。

❖ **针灸法**：直刺0.3～0.5寸；可灸。

❖ **处方例**：小便不利配足三里、复溜、水道；遗尿配关元、三阴交；阴部湿疹、瘙痒配关元、会阴、血海。

少冲：心经井穴

❖ **取穴**：在小指末节桡侧，距指甲角0.1寸（指寸）。

❖ **主治**：心痛，心悸，胸痛，热病，中风昏迷，中暑，惊风抽搐，癔症。

❖ **针灸法**：浅刺0.1～0.2寸，或点刺出血。

❖ **处方例**：高热惊厥配人中、合谷、太冲；中风、中暑昏迷不醒配十宣、风池、合谷。

六、手太阳小肠经穴

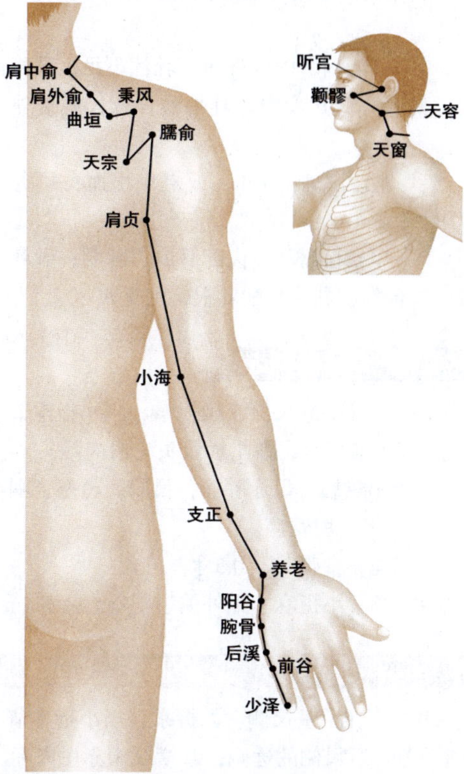

👉 少泽：小肠经井穴

❖ **取穴**：在小指末节尺侧，距指甲角0.1寸（指寸）。

❖ **主治**：热病，中风昏迷，乳汁不足，乳腺炎，头痛，目赤、翳状胬肉，耳鸣，耳聋，肩臂外后侧痛。

❖ **针灸法**：浅刺0.1寸，或点刺出血；可灸。孕妇慎用。

❖ **处方例**：目翳状胬肉配肝俞、睛明；乳汁不足配膻中、合谷；乳腺炎配乳根、阿是穴。

👉 前谷：小肠经荥穴

❖ **取穴**：在手掌尺侧，微握拳，当小指本节（第5掌指关节）前尺侧，掌指横纹头赤白肉际。

❖ **主治**：热病，目赤肿痛，目翳，鼻塞，咽喉肿痛，乳汁不足，肘臂痛。

❖ **针灸法**：直刺0.3～0.5寸；可灸。

❖ **处方例**：小指麻木配外关、阳谷。

👉 后溪：小肠经输穴，八脉交会穴通督脉

❖ **取穴**：在手掌尺侧，微握拳，当小指本节（第5掌指关节）后尺侧的远侧，掌横纹头赤白肉际。

✦ **主治**：头项强痛，落枕，眼痛，目翳，耳聋，耳鸣，癔症，癫痫，热病，疟疾，腰背痛，肋间神经痛，肩臂痛。

✦ **针灸法**：微握拳，由尺侧沿掌骨前向掌心直刺0.5~1.0寸；可灸。

✦ **处方例**：头项强痛、落枕配风池、合谷；发热、疟疾配大椎、陶道、申脉。

腕骨：小肠经原穴

✦ **取穴**：在手掌尺侧，当第5掌骨基底与三角骨之间凹陷处，赤白肉际。

✦ **主治**：头项强痛，目翳，耳鸣，耳聋，腕痛，指挛臂痛，热病，精神病。

✦ **针灸法**：直刺0.3~0.5寸；可灸。

✦ **处方例**：腕关节痛，小指、食指麻木配外关、阳池；胸胁痛、头项强痛配阳谷。

阳谷：小肠经经穴

✦ **取穴**：在手腕背部尺侧，当尺骨茎突与三角骨之间凹陷处。

✦ **主治**：颈项强痛，目赤肿痛，耳鸣，耳聋，热病，精神病，手腕痛，臂外侧痛。

✦ **针灸法**：直刺0.3~0.5寸；可灸。

❖ **处方例**：精神病配合谷、内关、人中；耳聋、耳鸣配听宫、液门、侠溪。

☞ 养老：小肠经郄穴

❖ **取穴**：在前臂背面尺侧，当尺骨茎突桡侧骨缝凹陷中。

❖ **主治**：后头痛，落枕，肩背痛，上肢关节痛，上肢瘫痪，目视不明。

❖ **针灸法**：直刺或斜刺0.5~1.0寸；可灸。

❖ **处方例**：腕关节痛、腕下垂配外关、阳池；视力减退配睛明、光明。

☞ 支正：小肠经络穴

❖ **取穴**：在前臂背面尺侧，当阳谷与小海的连线上，腕背横纹上5寸。

❖ **主治**：头痛，目眩，颌肿，神经衰弱，梅尼埃氏综合征，精神病，肘臂挛痛。

❖ **针灸法**：直刺或斜刺0.5~0.8寸；可灸。

❖ **处方例**：目眩配三焦俞、飞扬。

☞ 小海：小肠经合穴

❖ **取穴**：在肘内侧，当尺骨鹰嘴与肱骨内上髁之间凹陷处。

❖ **主治**: 耳聋,耳鸣,头痛,眩晕,牙龈炎,颌肿,癫痫,精神病,颈项肩臂痛,手颤,上肢瘫痪。

❖ **针灸法**: 直刺0.5~0.8寸;可灸。

❖ **处方例**: 精神病配合谷、大陵、神门、行间、心俞。

肩贞

❖ **取穴**: 在肩关节后下方,臂内收时,腋后纹头上1寸(指寸)。

❖ **主治**: 肩痛,手臂麻痛不能上举,耳聋,耳鸣,风湿痛,肩周炎。

❖ **针灸法**: 直刺1.0~1.5寸;可灸。

臑俞

❖ **取穴**: 在肩部,当腋后纹头直上,肩胛冈下缘凹陷处。

❖ **主治**: 肩胛痛,肩臂酸痛无力。

❖ **针灸法**: 直刺1.0~1.5寸;可灸。

❖ **处方例**: 肩周炎配肩贞、肩髃、肩髎、外关。

天宗

❖ **取穴**: 在肩胛部,当冈下窝中央凹陷处,约与第4胸椎棘突相平。

❖ **简便取穴**：约肩胛冈下缘与肩胛下角之间连线的上1/3处。

❖ **主治**：肩胛痛，肘臂痛，风湿痛，上肢瘫痪。

❖ **针灸法**：直刺0.5～1.0寸；可灸。

❖ **处方例**：臂丛神经痛配臑俞、臑会、肩髃、曲池。

秉风

❖ **取穴**：在肩胛部，冈上窝中央，天宗直上，举臂有凹陷处。

❖ **主治**：肩周炎，上肢酸麻疼痛。

❖ **针灸法**：直刺0.5～1.0寸；可灸。

❖ **处方例**：肩周炎、颈椎病配肩井、肩髃、臑俞。

曲垣

❖ **取穴**：在肩胛部，冈上窝内侧端，当臑俞与第2胸椎棘突连线的中点处。

❖ **主治**：肩周炎，肩臂麻木、拘挛。

❖ **针灸法**：直刺0.5寸，或斜刺0.5～1.0寸；可灸。

肩外俞

- **取穴**：在背部，当第1胸椎棘突下，旁开3寸。
- **主治**：颈项强痛，肩背痛。
- **针灸法**：直刺或斜刺0.5~0.8寸；可灸。

肩中俞

- **取穴**：在背部，当第7颈椎棘突下，旁开2寸。
- **主治**：肩背痛，落枕，支气管炎，哮喘。
- **针灸法**：直刺或斜刺0.5~0.8寸；可灸。

天窗

- **取穴**：在颈外侧部，胸锁乳突肌的后缘，扶突后，与喉结相平。
- **主治**：耳聋，耳鸣，咽喉肿痛，颈项强痛。
- **针灸法**：直刺0.5~0.8寸；可灸。

天容

- **取穴**：在颈外侧部，当下颌角的后方，胸锁乳突肌的前缘凹陷中。
- **主治**：耳聋，耳鸣，咽喉肿痛，牙痛，颊肿，咳嗽，气喘。
- **针灸法**：直刺0.5~0.8寸，避开血管。

颧髎

* 取穴：在面部，当目外眦直下，颧骨下缘凹陷处。
* 主治：面神经炎，三叉神经痛，牙痛，颊肿。
* 针灸法：直刺0.3~0.5寸，斜刺0.5~0.8寸；可灸。
* 处方例：三叉神经痛配太阳、下关、颊车、四白。

听宫

* 取穴：在面部，耳屏前，下颌骨髁状突的后方，张口时呈现凹陷处。
* 主治：耳聋，耳鸣，中耳炎，头痛，牙痛，下颌关节功能紊乱症。
* 针灸法：直刺0.5~1.0寸；可灸。
* 处方例：耳聋、耳鸣配耳门、四渎、翳风。

七、足太阳膀胱经穴

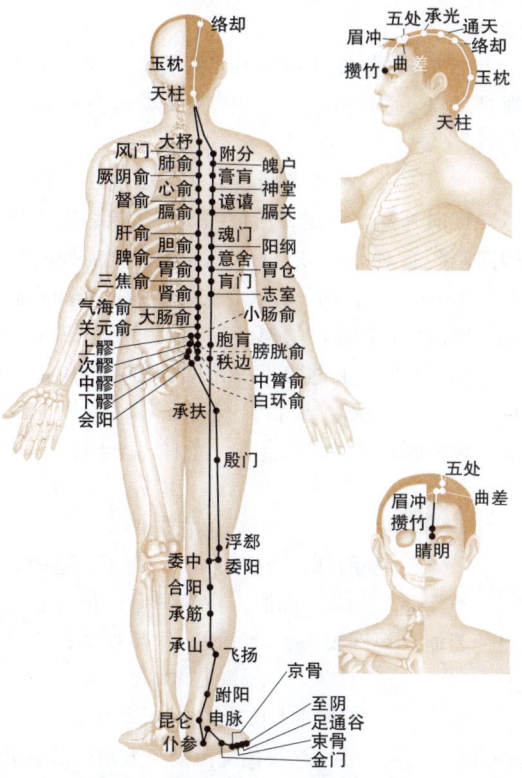

睛明

* **取穴**：在面部，目内眦内上方、眶内侧壁凹陷处。
* **主治**：急慢性结膜炎，泪囊炎，屈光不正，视神经炎，视神经萎缩，视网膜炎，白内障，青光眼。
* **针灸法**：嘱患者闭目，医者以左手食指将眼球轻推向外侧方固定，沿眶内侧壁边缘缓慢进针，指向眶尖直刺0.3~0.5寸，有经验医家需要时刺入0.5~1.0寸。禁提插、捻转，出针后压迫局部止血，避免损伤血管神经；禁灸。
* **处方例**：视网膜炎、视网膜出血配风池、颅息、角孙、太阳、攒竹；视神经萎缩配风池、球后、瞳子髎；青光眼配合谷、光明、瞳子髎。

攒竹

* **取穴**：在面部，当眉头陷中，眶上切迹处。
* **主治**：头痛，流泪，目赤肿痛，角膜翳，视神经萎缩，视网膜炎，青光眼，眼睑痉挛，面神经炎。
* **针灸法**：斜或平刺0.3~0.5寸，禁灸。
* **处方例**：急性结膜炎配鱼腰、太阳；泪囊炎配

睛明、承泣；前头痛配上星、合谷；三叉神经痛配曲差、阳白、翳风、丝竹空、下关。

眉冲

* **取穴**：在头部，当攒竹直上入发际0.5寸，神庭与曲差连线之间。
* **主治**：头痛、鼻塞、眩晕、眼病、癫痫。
* **针灸法**：平或斜刺0.3~0.5寸；禁灸。

曲差

* **取穴**：在头部，当前发际正中直上0.5寸，旁开1.5寸，即神庭与头维连线的内1/3与中1/3交点上。
* **主治**：前头痛，眩晕，目痛，鼻塞，鼻出血（鼻衄）
* **针灸法**：平或斜刺0.3~0.5寸；禁灸。

五处

* **取穴**：在头部，当前发际正中直上1寸，旁开1.5寸。
* **主治**：头痛，眩晕，小儿惊风，癫痫。
* **针灸法**：斜刺0.3~0.5寸；禁灸。

承光

- 取穴：在头部，当前发际正中直上2.5寸，旁开1.5寸。
- 主治：头痛，眩晕，呕吐，视力减退，鼻塞，流涕，热病无汗。
- 针灸法：平或斜刺0.3～0.5寸；禁灸。

通天

- 取穴：在头部，当前发际正中直上4寸，旁开1.5寸。
- 主治：头顶痛，眩晕，面神经炎，鼻炎，鼻窦炎。
- 针灸法：平或斜刺0.3～0.5寸；禁灸。

络却

- 取穴：在头部，当前发际正中直上5.5寸，旁开1.5寸。
- 主治：头顶痛，眩晕，耳鸣，眼病，鼻塞，鼻出血（鼻衄），面神经炎，癫痫。
- 针灸法：平或斜刺0.3～0.5寸。

👉 玉枕

✦ **取穴**：在后头部，当后发际正中直上2.5寸，旁开1.3寸，平枕外粗隆凸上缘凹陷处。

✦ **主治**：后头痛，眩晕，目痛，鼻塞。

✦ **针灸法**：平或斜刺0.3～0.5寸。

👉 天柱

✦ **取穴**：在项部，大筋（斜方肌）外缘之后发际凹陷中，约当后发际正中旁开1.3寸。

✦ **主治**：头痛，项强，眩晕，目赤肿痛，鼻塞，咽喉肿痛，肩背痛，神经衰弱，癔症，惊厥，热病。

✦ **针灸法**：斜刺0.5～1.0寸，不可向内上深刺，以免伤延髓；可灸。

✦ **处方例**：项背疼痛配大杼、风门、巨骨；高血压病配曲池、内关、阳陵泉；扁桃体炎配大杼、鱼际、合谷。

👉 大杼：八会穴（骨会）

✦ **取穴**：在背部，当第1胸椎棘突下，旁开1.5寸。

✦ **主治**：头痛，项强，鼻塞，发热，咽喉肿痛，颈项强痛，肩背痛。

✤ 针灸法：向内斜刺0.5～1.0寸，本经背部诸穴不宜深刺，以免伤及重要内脏；可灸。
✤ 处方例：恶寒发热、无汗配大椎、陶道；落枕配大椎、委中。

风门

✤ 取穴：在背部，当第2胸椎棘突下，旁开1.5寸。
✤ 主治：头痛项强，感冒，咳嗽，哮喘，胸背疼痛，荨麻疹。
✤ 针灸法：向内斜刺0.5～1.0寸；可灸。
✤ 处方例：支气管炎、肺部感染配大椎、鱼际、肺俞、少商。

肺俞：背俞穴

✤ 取穴：在背部，当第3胸椎棘突下，旁开1.5寸。
✤ 主治：支气管炎，支气管哮喘，肺炎，肺结核、胸膜炎，感冒，荨麻疹，肩背痛。
✤ 针灸法：向内斜刺0.5～1.0寸；可灸。
✤ 处方例：咳嗽、哮喘配风门、定喘、列缺；肺结核配大椎、身柱、照海。

厥阴俞：肺之背俞穴

◆ 取穴：在背部，当第4胸椎棘突下，旁开1.5寸。

◆ 主治：胸胁痛，郁闷，心痛，心悸，咳嗽，呕吐，神经衰弱。

◆ 针灸法：向内斜刺0.5~1.0寸；可灸。

◆ 处方例：心绞痛配膻中、内关。

心俞：心之背俞穴

◆ 取穴：在背部，当第5胸椎棘突下，旁开1.5寸。

◆ 主治：心痛，心悸，心律不齐，神经衰弱，癔症，癫痫，咳嗽，哮喘，胸背痛。

◆ 针灸法：向内斜刺0.5~1.0寸；可灸。

◆ 处方例：心绞痛配厥阴俞、膻中、内关；失眠健忘、神经衰弱配神门、三阴交、关元、百会。

督俞

◆ 取穴：在背部，当第6胸椎棘突下，旁开1.5寸。

◆ 主治：心痛，心悸，胸闷，呃逆，胃痛。

◆ 针灸法：向内斜刺0.5~1.0寸；可灸。

膈俞：八会穴（血会）

* **取穴**：在背部，当第7胸椎棘突下，旁开1.5寸。
* **主治**：吐血，衄血，便血，尿血，瘀血，贫血，食欲不振，胃脘胀痛，呃逆，呕吐，咳嗽，哮喘，潮热，盗汗。
* **针灸法**：向内斜刺0.5～1.0寸；可灸。
* **处方例**：紫癜、再生障碍性贫血、缺铁性贫血配肝俞、脾俞、血海、三阴交、足三里；呃逆不止配中脘、合谷、内关。

肝俞：肝之背俞穴

* **取穴**：在背部，当第9胸椎棘突下，旁开1.5寸。
* **主治**：肝胆疾病，胃病，眼病，神经衰弱，肋间神经痛。
* **针灸法**：向内斜刺0.5～1.0寸；可灸。
* **处方例**：肝炎、胆囊炎配胆俞、期门、足三里、三阴交；血小板减少性紫癜配肾俞、膈俞、关元、足三里；胸胁痛配脾俞、志室；视网膜出血配颅息、角孙、太阳、睛明、肾俞。

胆俞：胆之背俞穴

* **取穴**：在背部，当第10胸椎棘突下，旁开1.5寸。
* **主治**：肝胆疾病，胃痛，呕吐，胸胁痛。
* **针灸法**：向内斜刺0.5～1.0寸；可灸。
* **处方例**：肝炎配肝俞、期门、阳陵泉、足三里；胆囊炎配日月、章门。

脾俞：脾之背俞穴

* **取穴**：在背部，当第11胸椎棘突下，旁开1.5寸。
* **主治**：胃炎，消化不良，胃十二指肠溃疡，肝炎，肠炎，痢疾，慢性出血性疾病，功能性子宫出血，浮肿，荨麻疹。
* **针灸法**：向内斜刺0.5～1.0寸；可灸。
* **处方例**：胃炎、胃十二指肠溃疡配中脘、胃俞、足三里；月经过多、崩漏配关元、归来、三阴交、隐白。

胃俞：胃之背俞穴

* **取穴**：在背部，当第12胸椎棘突下，旁开1.5寸。

✤ **主治**：胃痛，腹胀，呕吐，消化不良，胃下垂，胸胁痛。

✤ **针灸法**：向内斜刺0.5～1.0寸；可灸。

✤ **处方例**：胃痛配中脘、内关、足三里；小儿消化不良配脾俞、四缝、足三里。

☞ 三焦俞：三焦之背俞穴

✤ **取穴**：在腰部，当第1腰椎棘突下，旁开1.5寸。

✤ **主治**：腹胀肠鸣，消化不良，小便不利，水肿，肾炎，腰背痛。

✤ **针灸法**：直刺0.8～1.5寸；可灸。

✤ **处方例**：肾炎水肿配肾俞、水道、阴陵泉，复溜；消化不良配脾俞、中脘、足三里。

☞ 肾俞：肾之背俞穴

✤ **取穴**：在腰部，当第2腰椎棘突下，旁开1.5寸。

✤ **主治**：遗精，阳痿，早泄，遗尿，月经不调，痛经，慢性盆腔炎，肾炎水肿，腰膝酸软，头昏目眩，耳鸣，耳聋，诸虚百损。

✤ **针灸法**：直刺0.8～1.5寸；可灸。

✤ **处方例**：遗精、早泄、阳痿、夜尿多配关元、气海、三阴交；慢性肾炎水肿配气海、水分、阴陵泉、足三里、复溜。

气海俞

❖ **取穴**：在腰部，当第3腰椎棘突下，旁开1.5寸。

❖ **主治**：腰痛，腰膝酸软，月经不调，痛经，痔疮，虚证。

❖ **针灸法**：直刺0.8~1.5寸；可灸。

大肠俞：大肠之背俞穴

❖ **取穴**：在腰部，当第4腰椎棘突下，旁开1.5寸。

❖ **主治**：腹胀，肠鸣，腹痛，腹泻，便秘，痢疾，腰痛，下肢痿痹。

❖ **针灸法**：直刺0.8~1.5寸；可灸。

关元俞

❖ **取穴**：在腰部，当第5腰椎棘突下，旁开1.5寸。

❖ **主治**：腹胀，腹泻，小便不利，遗尿，尿路感染，腰腿痛，糖尿病，虚证。

❖ **针灸法**：直刺0.8~1.5寸；可灸。

❖ 处方例：腰腿痛配环跳、委中、承山。

👉 小肠俞：小肠之背俞穴

❖ 取穴：在骶部，当骶正中嵴旁开1.5寸，平第1骶后孔。

❖ 主治：遗精，遗尿，尿血，腹胀，痢疾，腰骶痛。

❖ 针灸法：直刺0.8～1.5寸；可灸。

❖ 处方例：肠炎、痢疾配天枢、气海、足三里；便秘配支沟、照海、次髎。

👉 膀胱俞：膀胱之背俞穴

❖ 取穴：在骶部，当骶正中嵴旁开1.5寸，平第2骶后孔。

❖ 主治：尿路感染，阳痿，遗精，遗尿，小便不利，腹泻，便秘，糖尿病，腰骶痛。

❖ 针灸法：直刺0.8～1.5寸；可灸。

❖ 处方例：阳痿、遗精、早泄配关元、中极、三阴交；腰腿痛配肾俞、关元俞、环跳、委中。

👉 中膂俞

❖ 取穴：在骶部，当骶正中嵴旁开1.5寸，平第3骶后孔。

✦ **主治**：肠炎，痢疾，腰腿痛，坐骨神经痛，糖尿病。

✦ **针灸法**：直刺0.8～1.5寸；可灸。

☞ 白环俞

✦ **取穴**：在骶部，当骶正中嵴旁开1.5寸，平第4骶后孔。

✦ **主治**：遗精，月经不调，白带，腰腿痛。

✦ **针灸法**：直刺0.8～1.5寸；可灸。

☞ 上髎

✦ **取穴**：在骶部，当髂后上棘与后正中线之间，适对第1骶后孔处。

✦ **主治**：遗精，阳痿，月经不调，附件炎，子宫脱垂，阴痒，下腰痛，坐骨神经痛，痔疮。

✦ **针灸法**：直刺0.8～1.2寸；可灸。

✦ **处方例**：遗精、阳痿配关元、次髎、中髎、下髎、三阴交；子宫脱垂配气海、中脘。

☞ 次髎

✦ **取穴**：在骶部，当髂后上棘内下方，适对第2骶后孔处。

✦ **主治**：月经不调，痛经，白带过多，小便不利，遗精，疝气，腰骶痛，下肢痿痹。

❖ 针灸法：直刺0.8~1.2寸；可灸。

中髎

❖ 取穴：在骶部，当次髎下内方，适对第3骶后孔处。

❖ 主治：便秘，腹泻，小便不利，月经不调，白带过多，腰骶痛。

❖ 针灸法：直刺0.8~1.2寸；可灸。

下髎

❖ 取穴：在骶部，当中髎下内方，适对第4骶后孔处。

❖ 主治：腹痛，便秘，小便不利，带下，腰骶痛。

❖ 针灸法：直刺0.8~1.2寸；可灸。

会阳

❖ 取穴：在尾骶部，尾骨端旁开0.5寸。

❖ 主治：阳痿，遗精，带下，痛经，腹泻，便血，痔疮，坐骨神经痛。

❖ 针灸法：直刺1.0~1.5寸；可灸。

承扶

❖ 取穴：在大腿后面，臀横纹的中点。

❖ 主治：腰、骶、臀、股部疼痛，坐骨神经痛，痔疮，下肢瘫痪。

❖ 针灸法：直刺1.0～2.0寸；可灸。

殷门

❖ 取穴：在大腿后面，当承扶与委中连线上，承扶下6寸。

❖ 主治：腰腿痛，坐骨神经痛，下肢麻木瘫痪。

❖ 针灸法：直刺1.0～2.0寸；可灸。

浮郄

❖ 取穴：在腘横纹外侧端，委阳上1寸，股二头肌腱的内侧。

❖ 主治：臀膝麻痛，膝腘挛痛，小腿转筋，下肢痿痹，便秘，腹泻。

❖ 针灸法：直刺0.8～1.5寸；可灸。

委阳：三焦之下合穴

❖ 取穴：在腘横纹外侧端，当股二头肌腱的内侧。

✦ **主治**：腰背痛，腓肠肌痉挛，小腹胀满，小便不利。

✦ **针灸法**：直刺1.0～2.0寸；可灸。

☞ 委中：膀胱经合穴，膀胱之下合穴

✦ **取穴**：在腘横纹中点，当股二头肌腱与半腱肌肌腱的中间。

✦ **主治**：腰背痛，坐骨神经痛，膝关节肿痛，腹痛，吐泻。

✦ **针灸法**：直刺1.0～1.5寸，或点刺出血；可灸。

✦ **处方例**：腰背痛配关元俞、肾俞、太溪；腹痛、腹泻配尺泽点刺出血；脚气配承山、足三里；足踝痛配昆仑。

☞ 附分

✦ **取穴**：在背部，当第2胸椎棘突下，旁开3寸。

✦ **主治**：颈项强痛，肩背拘急，肘臂麻木，肋间神经痛。

✦ **针灸法**：斜刺0.5～0.8寸；可灸。

✦ **处方例**：脊背疼痛麻木配风池、大椎、天柱；肩臂痛配肩井、肩髃、肩髎；肘臂痛配曲池。

魄户

✤ **取穴**：在背部，当第3胸椎棘突下，旁开3寸。
✤ **主治**：咳嗽，哮喘，肺结核，胸膜炎，颈项强痛，肩背痛。
✤ **针灸法**：斜刺0.5~0.8寸；可灸。

膏肓

✤ **取穴**：在背部，当第4胸椎棘突下，旁开3寸。
✤ **主治**：肺结核，胸膜炎，咳嗽，哮喘，噎嗝，神经衰弱，久病体虚，顽症痼疾。
✤ **针灸法**：斜刺0.5~0.8寸；可灸。
✤ **处方例**：肺结核配魄户、结核穴、肺俞、太渊；哮喘配膻中、定喘；神经衰弱、遗精、体虚配关元、足三里。

神堂

✤ **取穴**：在背部，当第5胸椎棘突下，旁开3寸。
✤ **主治**：心痛，心悸，咳嗽，哮喘，脊背强痛。
✤ **针灸法**：斜刺0.5~0.8寸；可灸。

譩譆

✤ **取穴**：在背部，当第6胸椎棘突下，旁开3寸。

※ **主治**：咳喘，热病无汗，疟疾，肩背痛。
※ **针灸法**：斜刺0.5~0.8寸；可灸。

👉 膈关

※ **取穴**：在背部，当第7胸椎棘突下，旁开3寸。
※ **主治**：食欲不振，嗳气，呃逆，呕吐，噎膈，胸闷，脊背强痛。
※ **针灸法**：斜刺0.5~0.8寸；可灸。

👉 魂门

※ **取穴**：在背部，当第9胸椎棘突下，旁开3寸。
※ **主治**：胸胁胀痛，胃痛，食欲不振，呕吐，肠鸣，腹泻。
※ **针灸法**：斜刺0.5~0.8寸；可灸。

👉 阳纲

※ **取穴**：在背部，当第10胸椎棘突下，旁开3寸。
※ **主治**：腹痛，腹胀、腹泻，黄疸，背痛。
※ **针灸法**：斜刺0.5~0.8寸；可灸。
※ **处方例**：黄疸性肝炎配膈俞、脾俞、肝俞、期门、中脘、足三里。

意舍

* 取穴：在背部，当第11胸椎棘突下，旁开3寸。
* 主治：腹胀，腹泻，呕吐，消化不良，脊背痛，水肿。
* 针灸法：斜刺0.5~0.8寸；可灸。

胃仓

* 取穴：在背部，当第12胸椎棘突下，旁开3寸。
* 主治：胃痛，呕吐，腹胀，便秘，小儿食积，脊背痛。
* 针灸法：斜刺0.5~0.8寸；可灸。
* 处方例：小儿食积配脾俞、肓门、中脘、四缝；水肿配合谷、水沟、复溜。

肓门

* 取穴：在腰部，当第1腰椎棘突下，旁开3寸。
* 主治：上腹痛，痞块，便秘，乳腺增生症，乳腺炎。
* 针灸法：斜刺0.5~0.8寸；可灸。

志室

✤ **取穴**：在腰部，当第2腰椎棘突下，旁开3寸。

✤ **主治**：阳痿，遗精，前列腺炎，前列腺增生，小便不利，水肿，腰背痛。

✤ **针灸法**：直刺0.8～1.5寸；可灸。

✤ **处方例**：阳痿、遗精配肾俞、关元；阴痛、阴肿配胞肓、三阴交；腰痛配腰眼、委中。

胞肓

✤ **取穴**：在臀部，平第2骶后孔，骶正中嵴旁开3寸。

✤ **主治**：肠鸣，腹胀，便秘，小便不利，阴部肿痛，尿路感染，下腰痛。

✤ **针灸法**：直刺0.8～1.0寸；可灸。

秩边

✤ **取穴**：在臀部，平第4骶后孔，骶正中嵴旁开3寸。

✤ **主治**：腰骶痛，二便不利，坐骨神经痛，下肢麻木，瘫痪，痔疮。

✤ **针灸法**：直刺1.0～2.0寸；可灸。

合阳

✤ **取穴**：在小腿后面，当委中和承山连线上，委中下2寸。

✤ **主治**：腰腿痛，腓肠肌痉挛，功能性子宫出血，下肢麻木或瘫痪。

✤ **针灸法**：直刺1.0～2.0寸；可灸。

承筋

✤ **取穴**：在小腿后面，当委中与承山连线上，腓肠肌腹中央，委中下5寸。

✤ **主治**：小腿痛，腓肠肌痉挛，腰背痛，痔疮。

✤ **针灸法**：直刺1.0～2.0寸；可灸。

承山

✤ **取穴**：在小腿后面正中，委中与昆仑之间，当伸直小腿或足跟上提时腓肠肌肌腹下出现尖角凹陷处。

✤ **主治**：腰背痛，小腿痛，腓肠肌痉挛，下肢麻木、瘫痪，脱肛，痔疮。

✤ **针灸法**：直刺1.0～2.0寸；可灸。

✤ **处方例**：脱肛、痔疮配长强、会阳、大肠俞；腰背扭伤配关元俞、腰阳关、后溪。

飞扬：膀胱经络穴

✤ **取穴**：在小腿后面，外踝后，昆仑直上7寸，承山外下方1寸处。

✤ **主治**：头痛，眩晕，鼻塞，鼻出血（鼻衄），痔疮，腰背痛，下肢无力、麻木、肌肉痉挛。

✤ **针灸法**：直刺0.8～1.0寸；可灸。

✤ **处方例**：下肢无力、麻痹、肌肉挛痛配秩边、环跳、承山。

跗阳：阳跷脉之郄穴

✤ **取穴**：在小腿后面，外踝后，昆仑直上3寸。

✤ **主治**：头痛，头重，腰骶痛，外踝肿痛，下肢瘫痪。

✤ **针灸法**：直刺0.5～1.0寸；可灸。

昆仑：膀胱经经穴

✤ **取穴**：在足部外踝后方，当外踝尖与跟腱之间凹陷处。

✤ **主治**：头痛，眩晕，项强，腰背痛，坐骨神经痛，足跟痛，下肢瘫痪，鼻出血（鼻衄），癫痫，疟疾，难产。

✤ **针灸法**：直刺0.5～1.0寸；可灸。孕妇禁用，经期慎用。

◆ 处方例：腰背痛配肾俞、关元俞；足踝痛配申脉、太溪。

仆参

◆ 取穴：在足外侧部，外踝后下方，昆仑直下，跟骨外侧，赤白肉际处。
◆ 主治：踝关节痛，足跟痛，下肢痿软无力。
◆ 针灸法：直刺0.3~0.5寸；可灸。
◆ 处方例：下肢痿痹配阳陵泉、委中；足跟痛配飞扬、昆仑、太溪。

申脉：八脉交会穴通阳跷脉

◆ 取穴：在足外侧部，外踝直下方凹陷中。
◆ 主治：头痛，眩晕，癔症，癫痫，腰腿痛，踝关节痛。
◆ 针灸法：直刺0.3~0.5寸；可灸。
◆ 处方例：眩晕配后溪；头痛配上星、金门。

金门：膀胱经郄穴

◆ 取穴：在足外侧，当外踝前缘直下，骰骨外侧凹陷中。
◆ 主治：小儿惊风，癫痫，踝关节痛，腰腿痛。

✤ 针灸法：直刺0.3～0.5寸；可灸。
✤ 处方例：小儿惊风配人中、合谷、中冲。

京骨：膀胱经原穴

✤ 取穴：在足外侧，第5跖骨粗隆下方，赤白肉际处。

✤ 主治：头痛，项强，癫痫，腰腿痛。

✤ 针灸法：直刺0.3～0.5寸；可灸。

束骨：膀胱经输穴

✤ 取穴：在足外侧，足小趾本节（第5跖趾关节）的后方，赤白肉际处。

✤ 主治：头痛，项强，眩晕，腰腿痛，癫痫，身热目黄。

✤ 针灸法：直刺0.3～0.5寸；可灸。

✤ 处方例：黄疸发热配胆俞、期门、肝俞、阳陵泉；头痛项强配天柱、合谷。

足通谷：膀胱经荥穴

✤ 取穴：在足外侧，足小趾本节（第5跖趾关节）的前方，赤白肉际处。

✤ 主治：头痛，项强，眩晕，鼻出血（鼻衄），癫痫，足趾痛。

❖ **针灸法**：直刺0.3~0.5寸；可灸。

❖ **处方例**：头痛、眩晕配太阳、攒竹、天柱。

👉 至阴：膀胱经井穴

❖ **取穴**：在足小趾末节外侧，距趾甲角0.1寸（指寸）。

❖ **主治**：胎位不正，难产，胞衣不下，头痛，眩晕，目痛，鼻塞，遗精，尿闭。

❖ **针灸法**：直刺0.1寸，或点刺出血；可灸（胎位不正多用）。

❖ **处方例**：头痛、目眩配风池、瞳子髎、攒竹。胎位不正排除器质性原因，可每日用艾条灸30分钟，至胎位正为止，临床报道疗效良好。

八、足少阴肾经穴

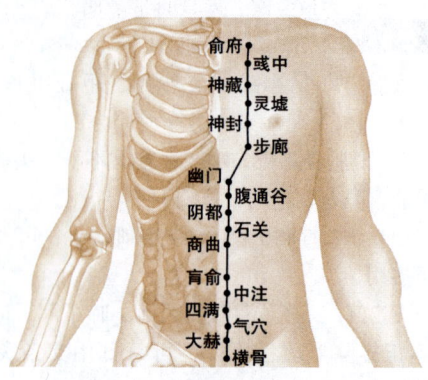

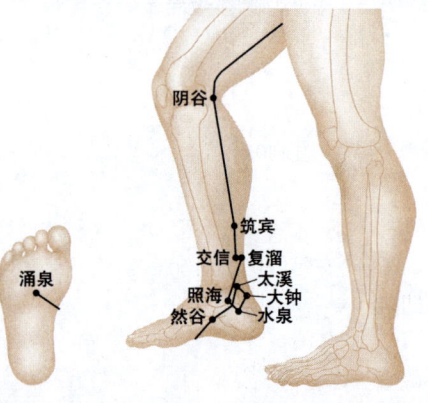

涌泉：肾经井穴

✦ **取穴**：在足底部，卷足时足前部凹陷处，约当足底第2、3趾趾缝纹头端与足跟中点连线的前1/3与后2/3交点处。

✦ **主治**：头顶痛，眩晕，小儿惊风，癔症，癫痫，休克，高血压病，咽喉痛，足心热。

✦ **针灸法**：直刺0.5~1.0寸；可灸。

✦ **处方例**：癔症、休克可直刺涌泉，强刺激，或加人中、内关。

然谷：肾经荥穴

✦ **取穴**：在足内侧缘，足舟骨粗隆下方，赤白肉际。

✦ **主治**：月经不调，阴痒，遗精，咯血，糖尿病，癫痫，小儿脐风，足背痛。

✦ **针灸法**：直刺0.5~1.0寸；可灸。

太溪：肾经输（原）穴

✦ **取穴**：在足内侧，内踝后方，当内踝尖与跟腱之间凹陷处。

✦ **主治**：失眠，健忘，耳鸣，耳聋，咽痛，咳嗽，哮喘，咯血，胸痛，月经不调，阳痿，腰痛，内踝肿痛。

- **针灸法**：直刺0.5～0.8寸；可灸。
- **处方例**：失眠、健忘配神门、内关、三阴交。

大钟：肾经络穴

- **取穴**：在足内侧，内踝后下方，当跟腱附着部的内侧前方凹陷处。
- **主治**：喘咳，咯血，嗜睡，痴呆，月经不调，腰脊强痛，足跟痛。
- **针灸法**：直刺0.3～0.5寸；可灸。
- **处方例**：月经不调、闭经配关元、三阴交、足三里、支沟。

水泉：肾经郄穴

- **取穴**：在足内侧，内踝后下方，当太溪直下1寸（指寸），跟骨结节的内侧凹陷处。
- **主治**：月经不调，痛经，闭经，子宫脱垂，膀胱炎，尿道炎。
- **针灸法**：直刺0.3～0.5寸；可灸。
- **处方例**：膀胱炎配三阴交、中极。

照海：八脉交会穴通阴跻

- **取穴**：在足内侧，内踝尖下方凹陷处。

❖ **主治**：月经不调，痛经，阴痒，子宫脱垂，尿路感染，慢性咽炎，便秘，失眠，癫痫。

❖ **针灸法**：直刺0.5～1.0寸；可灸。

❖ **处方例**：失眠配神门内关；癫痫配心俞、肝俞、内关、巨阙。

复溜：肾经经穴

❖ **取穴**：在小腿内侧，太溪直上2寸，跟腱的前方。

❖ **主治**：水肿，腹胀，腹泻，热病无汗，盗汗，遗精，早泄，糖尿病，腰脊痛。

❖ **针灸法**：直刺0.5～1.0寸；可灸。

❖ **处方例**：自汗、盗汗配大椎、颈百劳；水肿、腹胀配阴陵泉、水分、气海、中脘。

交信：阴跷脉郄穴

❖ **取穴**：在小腿内侧，当太溪直上2寸，复溜前0.5寸，胫骨内侧缘的后方。

❖ **主治**：月经不调，崩漏，腹泻，便秘，痢疾，睾丸肿痛，下肢内侧痛。

❖ **针灸法**：直刺0.5～1.0寸；可灸。

❖ **处方例**：月经不调配肾俞、气海、关元、三阴交。

筑宾：阴维郄穴

* 取穴：在小腿内侧，当太溪与阴谷连线上，太溪上5寸，腓肠肌肌腹的内下方。
* 主治：癫痫，精神病，小儿脐疝，足膝痛，腓肠肌痉挛。
* 针灸法：直刺0.5~1.5寸；可灸。

阴谷：肾经合穴

* 取穴：在腘窝内侧，屈膝时，当半腱肌肌腱与半膜肌肌腱之间。
* 主治：月经不调，崩漏，白带，阴道炎，阳痿，早泄，尿路感染，阴囊湿疹，癫痫，精神病。
* 针灸法：直刺0.5~1.2寸；可灸。
* 处方例：月经不调配关元、三阴交。

横骨

* 取穴：在下腹部，当脐中下5寸，前正中线旁开0.5寸。
* 主治：阴痛，疝气，尿道炎，遗精，阳痿。
* 针灸法：直刺1.0~1.5寸；可灸。
* 处方例：尿道炎配会阴、三阴交。

大赫

* 取穴：在下腹部，当脐中下4寸，前正中线旁开0.5寸。
* 主治：遗精，阳痿，月经不调，阴痛，带下，子宫脱垂。
* 针灸法：直刺1.0～1.5寸；可灸。
* 处方例：下腹痛、阳痿配肾俞、关元、然谷、太冲。

气穴

* 取穴：在下腹部，当脐中下3寸，前正中线旁开0.5寸。
* 主治：月经不调，不孕症，带下，腹泻，腹痛，小便不利。
* 针灸法：直刺1.0～1.5寸；可灸。
* 处方例：月经不调、不孕症配肾俞、三阴交、商丘、关元。

四满

* 取穴：在下腹部，当脐中下2寸，前正中线旁开0.5寸。
* 主治：腹水，腹胀，月经不调，痛经，产后恶

露不尽，遗精，遗尿。

- 针灸法：直刺1.0~1.5寸；可灸。
- 处方例：恶露不尽配气海、血海、三阴交。

中注

- 取穴：在下腹部，当脐中下1寸，前正中线旁开0.5寸。
- 主治：月经不调，附件炎，腹痛，便秘。
- 针灸法：直刺1.0~1.5寸；可灸。
- 处方例：便秘配支沟、浮郄。

肓俞

- 取穴：在腹中部，当脐中旁开0.5寸。
- 主治：腹痛，腹胀，腹泻，便秘，痢疾。
- 针灸法：直刺1.0~1.5寸；可灸。
- 处方例：腹痛、腹胀配足三里、气海、大肠俞。

商曲

- 取穴：在上腹部，当脐中上2寸，前正中线旁开0.5寸。
- 主治：腹痛，腹泻，便秘，消化不良。
- 针灸法：直刺1.0~1.5寸；可灸。

❖ **处方例**：腹痛、腹泻配足三里、中脘、天枢。

👉 石关

❖ **取穴**：在上腹部，当脐中上3寸，前正中线旁开0.5寸。

❖ **主治**：呃逆，呕吐，腹痛，便秘，腹泻，不孕症，产后腹痛。

❖ **针灸法**：直刺1.0～1.5寸；可灸。

❖ **处方例**：不孕症配三阴交、肓门。

👉 阴都

❖ **取穴**：在上腹部，当脐中上4寸，前正中线旁开0.5寸。

❖ **主治**：胃痛，腹胀，哮喘，不孕症，疟疾。

❖ **针灸法**：直刺1.0～1.5寸；可灸。

❖ **处方例**：疟疾配大椎、间使。

👉 腹通谷

❖ **取穴**：在上腹部，当脐中上5寸，前正中线旁开0.5寸。

❖ **主治**：腹痛，腹胀，呕吐，消化不良，心悸。

❖ **针灸法**：直刺1.0～1.5寸；可灸。

❖ **处方例**：呕吐配内关、中脘。

幽门

- **取穴**：在上腹部，当脐中上6寸，前正中线旁开0.5寸。
- **主治**：嗳气，呕吐，胃痛，腹泻，胸胁痛。
- **针灸法**：直刺1.0~1.5寸；可灸。
- **处方例**：胃痉挛、肋间神经痛配内关；神经性呕吐配天突。

步廊

- **取穴**：在胸部，当第5肋间隙，前正中线旁开2寸。
- **主治**：胸胁痛，肋间神经痛，咳喘，呕吐，食欲不振。
- **针灸法**：斜刺或平刺0.5~0.8寸；可灸。
- **处方例**：咳喘配膻中、肺俞。

神封

- **取穴**：在胸部，当第4肋间隙，前正中线旁开2寸。
- **主治**：咳喘，胸痛，呕吐，食欲不振，乳房痛。
- **针灸法**：斜刺或平刺0.5~0.8寸；可灸。

❖处方例：乳腺炎配天宗；心悸配内关。

灵墟

❖取穴：在胸部，当第3肋间隙，前正中线旁开2寸。
❖主治：胸胁痛，咳嗽，呕吐，乳腺炎。
❖针灸法：斜刺或平刺0.5~0.8寸；可灸。
❖处方例：咳喘配膻中、肺俞、大包；乳腺炎配肩井。

神藏

❖取穴：在胸部，当第2肋间隙，前正中线旁开2寸。
❖主治：咳喘，胸胁痛，食欲不振。
❖针灸法：斜刺或平刺0.5~0.8寸；可灸。

彧中

❖取穴：在胸部，当第1肋间隙，前正中线旁开2寸。
❖主治：咳喘，胸痛，呕吐，食欲不振。
❖针灸法：斜刺或平刺0.5~0.8寸；可灸。

俞府

- **取穴**：在胸部，当锁骨下缘，前正中线旁开2寸。
- **主治**：咳喘，胸痛，呕吐，食欲不振。
- **针灸法**：斜刺或平刺0.5~0.8寸；可灸。

九、手厥阴心包经穴

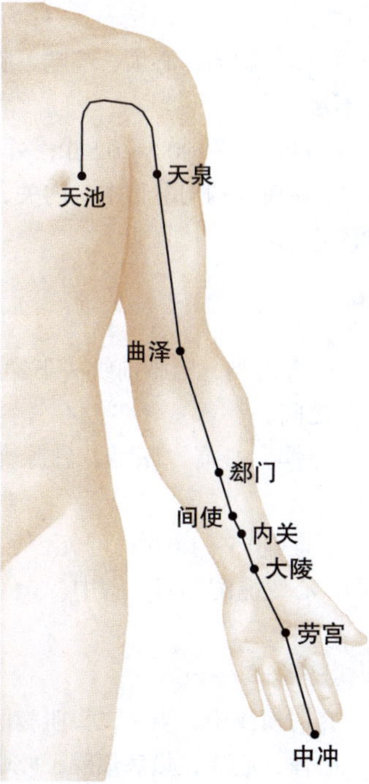

天池
天泉
曲泽
郄门
间使
内关
大陵
劳宫
中冲

👉 天池

* **取穴**：在胸部，当第4肋间隙，乳头外1寸，前正中线旁开5寸。
* **主治**：胸闷，胸痛，心烦，咳喘，胸胁痛，乳腺炎，乳汁不足。
* **针灸法**：斜刺或平刺0.5~0.8寸；可灸。
* **处方例**：胸痛，胸闷配膻中、内关，乳汁不足配乳根、少泽。

👉 天泉

* **取穴**：在臂内侧，当腋前纹头下2寸，肱二头肌的长、短头之间。
* **主治**：心悸，心痛，咳嗽，乳腺炎，乳汁不足，臂痛。
* **针灸法**：直刺0.5~1.0寸；可灸。
* **处方例**：心绞痛配郄门、膻中。

👉 曲泽：心包经合穴

* **取穴**：在肘横纹中，当肱二头肌腱的尺侧缘。
* **主治**：心悸，心痛，热病烦躁，咳喘，胃痛，呕吐，口干，肘臂痛，手臂震颤。
* **针灸法**：直刺0.8~1.0寸；可灸。

❖ 处方例：心绞痛配内关；手臂震颤配太冲、肝俞、神门。

郄门：心包经郄穴

❖ 取穴：在前臂掌侧，当曲泽与大陵连线上，腕横纹上5寸。

❖ 主治：心痛，心悸，胸痛，胃痛，咯血。

❖ 针灸法：直刺0.5～1.0寸；可灸。

❖ 处方例：肋间神经痛、咯血配曲池、三阳络。

间使：心包经经穴

❖ 取穴：在前臂掌侧，当曲泽与大陵连线上，腕横纹上3寸，掌长肌腱与桡侧腕屈肌腱之间。

❖ 主治：心痛，心悸，心烦，胃痛，呕吐，癫痫，精神病，疟疾，臂痛。

❖ 针灸法：直刺0.5～1.0寸；可灸。

❖ 处方例：疟疾配大椎、大杼；脑血栓形成配百会、风池。

内关：心包经络穴，八脉交会穴通阴维

❖ 取穴：在前臂掌侧，当曲泽与大陵连线上，腕横纹上2寸，掌长肌腱与桡侧腕屈肌腱之间。

❖ 主治：心悸，怔忡，心痛，心肌炎，神经衰

弱，癔症，精神病，小儿惊风，呃逆，恶心，呕吐，胃痛，咳喘。

✤ 针灸法：直刺0.5～1.0寸，透刺外关；可灸。

✤ 处方例：心绞痛配心俞、厥阴俞；失眠配神门、三阴交；胃痛配足三里、公孙。

大陵：心包经输（原）穴

✤ 取穴：在腕横纹的中点处，当掌长肌腱与桡侧腕屈肌腱之间。

✤ 主治：心痛，心悸，神经衰弱，癔症，癫痫，精神病，胃痛，呕吐，腕关节痛。

✤ 针灸法：直刺0.3～0.5寸；可灸。

✤ 处方例：癔症配人中；胸痛、心痛配内关。

劳宫：心包经荥穴

✤ 取穴：在手掌心，当第2、3掌骨之间偏于第3掌骨，握拳屈指时中指尖指处。《十四经发挥》认为"莫若屈中指、无名指两者之间取之为妥"。

✤ 主治：发热，鼻出血（鼻衄），口舌生疮，口臭，咯血，中风，昏迷，心痛，癫痫，精神病，手颤。

✤ 针灸法：直刺0.3～0.5寸；可灸。

✤ 处方例：精神病配大陵、大椎；口腔溃疡配少泽；咯血配太冲、三间。

👉 中冲：心包经井穴

❖ **取穴**：在手中指末节尖端中央。

❖ **主治**：中风，中暑，虚脱，休克，昏迷，热病，心痛，心烦，小儿夜啼，舌炎，癔症。

❖ **针灸法**：直刺0.1寸，或点刺出血；可灸。

❖ **处方例**：昏迷、虚脱、休克配人中、内关。

十、手少阳三焦经穴

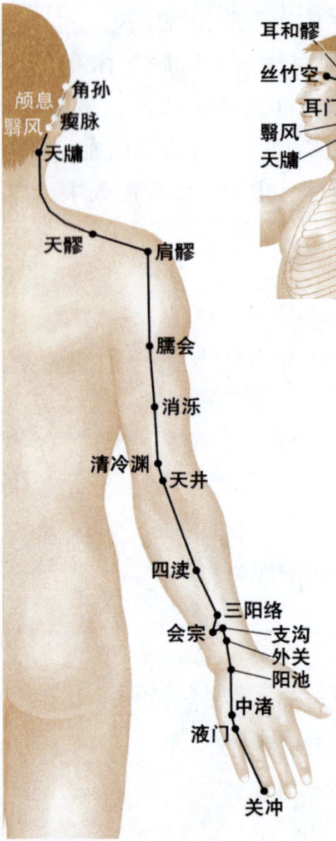

角孙
颅息
瘈脉
翳风
天牖
天髎
肩髎
臑会
消泺
清冷渊
天井
四渎
三阳络
会宗
支沟
外关
阳池
中渚
液门
关冲

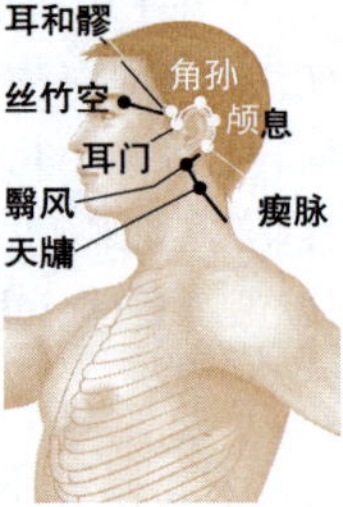

耳和髎
角孙
丝竹空
颅息
耳门
翳风
瘈脉
天牖

关冲：三焦经井穴

❖ **取穴**：在手环指末节尺侧，距指甲角0.1寸（指寸）。

❖ **主治**：热病无汗，头痛，咽喉肿痛，心烦，中暑，晕厥，耳鸣，耳聋，手臂痛。

❖ **针灸法**：直刺0.1寸，或点刺出血；可灸。

❖ **处方例**：晕厥、中暑、休克配人中；咽喉肿痛配合谷。

液门：三焦经荥穴

❖ **取穴**：在手背部当第4、5指间，指蹼后方赤白肉际处。

❖ **主治**：头痛，耳聋，耳鸣，咽喉肿痛，疟疾，手臂痛。

❖ **针灸法**：斜刺0.3~0.5寸；可灸。

❖ **处方例**：头痛配外关、风池。

中渚：三焦经输穴

❖ **取穴**：在手背部，当环指本节（掌指关节）的后方，第4、5掌骨间凹陷处。

❖ **主治**：耳鸣、耳聋，咽喉肿痛，发热，头痛，手臂痛。

- 针灸法：直刺0.3~0.5寸；可灸。
- 处方例：耳鸣、耳聋配听宫、翳风。

阳池：三焦经原穴

- 取穴：在腕背横纹中，当指伸肌腱的尺侧缘凹陷处。
- 主治：腕痛，肩臂痛，疟疾，糖尿病。
- 针灸法：直刺0.3~0.5寸；可灸。
- 处方例：感冒发热配大椎、风池。

外关：三焦经络穴，八脉交会穴通阳维

- 取穴：在前臂背侧，当阳池与肘尖连线上，腕背横纹上2寸，尺骨与桡骨之间。
- 主治：发热，头痛，上肢痛、麻木、瘫痪，耳聋，耳鸣，目赤，项强，胁痛，臂、肘、腕、指痛，手颤，肺炎，腮腺炎。
- 针灸法：直刺0.5~1.0寸；可灸。
- 处方例：上肢瘫痪配手三里、肩髃、合谷；发热、感冒配大椎、风池、曲池。

支沟：三焦经经穴

- 取穴：在前臂背侧，当阳池与肘尖的连线上，腕背横纹上3寸，尺骨与桡骨之间。

◆ **主治**：发热，耳鸣，耳聋，声嘶，失音，便秘，胁肋痛，肩臂痛。

◆ **针灸法**：直刺0.5~1.0；可灸。

◆ **处方例**：便秘配照海，肋间神经痛配日月、阳陵泉。

会宗：三焦经郄穴

◆ **取穴**：在前臂背侧，当腕背横纹上3寸，支沟尺侧，尺骨的桡侧缘。

◆ **主治**：耳聋，暴暗，哮喘，上肢痛。

◆ **针灸法**：直刺0.5~1.0寸；可灸。

◆ **处方例**：上肢痹痛配曲池、肩髃。

三阳络

◆ **取穴**：在前臂背侧，腕横纹上4寸，尺骨与桡骨之间。

◆ **主治**：突发性耳聋，癔症性失语，牙痛，臂痛。

◆ **针灸法**：直刺0.5~1.0寸；可灸。

◆ **处方例**：失语配廉泉、内关。

四渎

◆ **取穴**：在前臂背侧，当阳池与肘尖连线上，肘尖下5寸，尺骨与桡骨之间。

* 主治：突发性耳聋，偏头痛，牙痛，上肢痛、瘫痪。
* 针灸法：直刺0.8~1.2寸；可灸。
* 处方例：突发性耳聋配天牖；上肢瘫痪配曲池、合谷。

天井：三焦经合穴

* 取穴：在臂外侧，屈肘时，当肘尖直上1寸凹陷处。
* 主治：偏头痛，耳聋，胸臂痛，颈肩痛，瘰疬，荨麻疹。
* 针灸法：直刺0.5~1.0寸；可灸。
* 处方例：淋巴结结核配少海；荨麻疹配曲池、血海。

清冷渊

* 取穴：在臂外侧，当肘尖直上2寸，即天井上1寸。
* 主治：头痛，胁痛，目黄，肩臂痛。
* 针灸法：直刺0.8~1.2寸；可灸。
* 处方例：胆囊炎、胆石症配肝俞、胆俞、阴陵泉、支沟；肩周炎配曲池、肩髃。

消泺

- **取穴**：在臂外侧，当清冷渊与臑会连线的中点处。约当肘尖上5寸。
- **主治**：头痛，项强，肩臂痛。
- **针灸法**：直刺0.8~1.2寸；可灸。
- **处方例**：颈项痛配足窍阴、后溪。

臑会

- **取穴**：在臂外侧，当肘尖与肩髎的连线上，肩髎下3寸，三角肌后下缘。
- **主治**：臂痛，肩周炎，淋巴结结核。
- **针灸法**：直刺0.8~1.2寸；可灸。
- **处方例**：肩周炎配肩井、曲池、肩髃；颈淋巴结炎配人迎、缺盆。

肩髎

- **取穴**：在肩部，肩髃后方，当臂外展时，于肩峰后下方呈现凹陷处。
- **主治**：肩周炎，上臂痛，上肢瘫痪。
- **针灸法**：直刺1.0~1.2寸；可灸。

👉 天髎

* **取穴**：在肩胛部，肩井与曲垣的中间，当肩胛骨上角处。
* **主治**：肩周炎，颈椎病，落枕。
* **针灸法**：斜刺0.5～0.8寸；可灸。
* **处方例**：肩周炎配条口；落枕配风池。

👉 天牖

* **取穴**：在颈侧部，当乳突后方直下，平下颌角，胸锁乳突肌后缘。
* **主治**：偏头痛，落枕，颈椎病，耳聋，面肿，颈淋巴结结核。
* **针灸法**：直刺0.5～1.0寸；可灸。
* **处方例**：偏头痛配风池、率谷。

👉 翳风

* **取穴**：在耳垂后方，当乳突与下颌角之间凹陷处。
* **主治**：耳聋，耳鸣，面神经炎，齿痛，腮腺炎，颈淋巴结结核。
* **针灸法**：直刺0.5～1.0寸；可灸。
* **处方例**：耳聋、耳鸣配耳门、中渚；面瘫配颊

车、地仓、太阳。

瘈脉

- **取穴**：在头部，耳后乳突中央，当角孙至翳风之间，沿耳轮连线的中、下1/3的交点处。
- **主治**：耳聋，耳鸣，头痛，小儿惊风。
- **针灸法**：平刺0.3~0.5寸；可灸。
- **处方例**：小儿惊风配印堂；偏头痛配太阳、率谷。

颅息

- **取穴**：在头部，当角孙至翳风之间，沿耳轮连线的上、中1/3的交点处。
- **主治**：头痛，耳聋，耳鸣，耳肿，呕吐，小儿惊风。
- **针灸法**：平刺0.3~0.5寸；可灸。
- **处方例**：头痛配风池；中耳炎配耳门、翳风。

角孙

- **取穴**：在头部，折耳郭向前，当耳尖直上入发际处。
- **主治**：偏头痛，耳郭肿痛，结膜炎，角膜炎，牙痛，项强。

◆ 针灸法：平刺0.3~0.5寸；可灸。
◆ 处方例：耳软骨炎、中耳炎配翳风、合谷；偏头痛配太阳、风池；结膜炎、角膜炎配肝俞、光明、丝竹空。

耳门

◆ 取穴：在面部，当耳屏上切迹的前方，下颌骨髁状突后缘，张口有凹陷处。
◆ 主治：耳聋，耳鸣，耳疖，中耳炎，上牙痛。
◆ 针灸法：直刺0.5~1.0寸；可灸。
◆ 处方例：耳聋、耳鸣配翳风、外关。

耳和髎

◆ 取穴：在头侧部，当鬓发后缘，平耳郭根之前方，颞浅动脉的后缘。
◆ 主治：头重，头痛，耳鸣，牙关紧闭，面神经炎。
◆ 针灸法：斜刺0.2~0.5寸；可灸。
◆ 处方例：头重痛配太冲、风池；耳鸣配中渚、听宫。

丝竹空

◆ 取穴：在面部，当眉梢凹陷处。

- ❖ **主治**：眼病，偏头痛，面神经炎。
- ❖ **针灸法**：平刺或斜刺0.5~0.8寸；禁灸。

十一、足少阳胆经穴

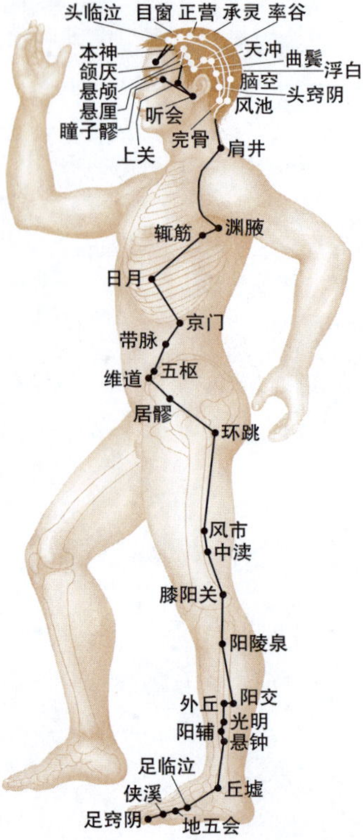

头临泣
目窗
正营
承灵
率谷
本神
颔厌
悬颅
悬厘
瞳子髎
上关
听会
完骨
天冲
曲鬓
浮白
脑空
头窍阴
风池
肩井
渊腋
辄筋
日月
京门
带脉
五枢
维道
居髎
环跳
风市
中渎
膝阳关
阳陵泉
外丘
阳交
光明
阳辅
悬钟
足临泣
侠溪
丘墟
足窍阴
地五会

瞳子髎

- **取穴**：在面部，目外眦旁，当眶外侧缘处。
- **主治**：头痛，各种眼疾，面瘫，三叉神经痛。
- **针灸法**：向外后方斜刺或平刺0.3~0.5寸；禁灸。
- **处方例**：结膜炎配睛明、合谷；内斜视配合谷、球后、风池。

听会

- **取穴**：在面部，当耳屏间切迹的前方，下颌骨髁突的后缘，张口有凹陷处。
- **主治**：耳聋，耳鸣，中耳炎，牙痛，下颌关节功能紊乱症，面瘫。
- **针灸法**：直刺0.5~1.0寸；可灸。
- **处方例**：耳聋、耳鸣配听宫、翳风、中渚。

上关

- **取穴**：在耳前，下关直上，当颧弓的上缘凹陷处。
- **主治**：面瘫，耳聋，耳鸣，头痛，牙痛，下颌关节痛。
- **针灸法**：直刺0.5~0.8寸；可灸。

❖ **处方例**：牙痛配下关、合谷、颊车。

颔厌

❖ **取穴**：在头部鬓发上，当头维与曲鬓弧形连线的上1/4与下3/4交点处。

❖ **主治**：偏头痛，眩晕，目外眦痛，面瘫，癫痫。

❖ **针灸法**：向后平刺0.5~0.8寸；可灸。

❖ **处方例**：偏头痛配太阳、天牖。

悬颅

❖ **取穴**：在头部鬓发上，当头维与曲鬓弧形连线的中点处。

❖ **主治**：偏头痛，目外眦痛，面肿，鼻出血（鼻衄）、牙痛。

❖ **针灸法**：向后平刺0.5~0.8寸；可灸。

❖ **处方例**：偏头痛配头维、外关。

悬厘

❖ **取穴**：在头部鬓发上，当头维与曲鬓弧线的上3/4与下1/4交点处。

❖ **主治**：偏头痛，目外眦痛，耳鸣，面肿，牙痛，癫痫。

✤ 针灸法：向后平刺0.5~0.8寸；可灸。

曲鬓

✤ 取穴：在头部，当耳前鬓角发际后缘的垂线与耳尖水平线交点处。
✤ 主治：偏头痛，项强，牙痛，颌颊肿痛，眼病。
✤ 针灸法：向后平刺0.5~0.8寸；可灸。
✤ 处方例：下颌关节炎配下关。

率谷

✤ 取穴：在头部，当耳尖直上入发际1.5寸，角孙直上方。
✤ 主治：偏头痛，眩晕，烦满，呕吐，小儿慢惊。
✤ 针灸法：平刺0.5~0.8寸；可灸。
✤ 处方例：面神经炎配太阳、合谷、下关。

天冲

✤ 取穴：在头部，当耳根后缘直入发际2寸，率谷后0.5寸处。
✤ 主治：头痛，牙龈肿痛，恐惧症，癫痫。
✤ 针灸法：平刺0.3~0.8寸；可灸。

✤ **处方例**：偏头痛配风池、角孙、头维、合谷。

浮白

✤ **取穴**：在头部，当耳后乳突的后上方，天冲与完骨弧形连线的中1/3与上1/3交点处。

✤ **主治**：头痛，项强，臂痛，耳聋，耳鸣，牙痛，淋巴结结核。

✤ **针灸法**：平刺0.3~0.8寸；可灸。

✤ **处方例**：颈项痛配天柱、后溪。

头窍阴

✤ **取穴**：在头部，当耳后乳突的后上方，天冲与完骨的中1/3与下1/3交点处。

✤ **主治**：头顶痛，目痛，眩晕，颈项痛，鼻塞，鼻窦炎，小儿惊风。

✤ **针灸法**：平刺0.3~0.8寸；可灸。

✤ **处方例**：颈椎病配悬钟、大椎。

完骨

✤ **取穴**：在头部，当耳后乳突的后下方凹陷处。

✤ **主治**：头痛，失眠，颈项痛，耳鸣，面瘫，癫痫。

✤ **针灸法**：斜刺0.5~0.8寸；可灸。

☞ 处方例：偏头痛配风池、阳辅；颈项痛配天柱、后溪。

☞ 本神

✦ 取穴：在头部，当发际上0.5寸，神庭旁开3寸，神庭与头维连线的内2/3与外1/3交点处。

✦ 主治：头痛，目眩，癫痫，小儿惊风，颈项痛，面瘫，偏瘫。

✦ 针灸法：平刺0.3～0.5寸；可灸。

✦ 处方例：头痛、目眩配风池；癫痫配大椎、腰奇。

☞ 阳白

✦ 取穴：在前额部，当瞳孔直上，眉上1寸。

✦ 主治：前额痛，眼病，眩晕，面瘫。

✦ 针灸法：平刺0.5～0.8寸；可灸。

✦ 处方例：面神经炎配下关、地仓、颊车、太阳；眼病配睛明、承泣、肝俞。

☞ 头临泣

✦ 取穴：在头部，当瞳孔直上入前发际0.5寸，神庭与头维连线的中点处。

✦ 主治：小儿惊风，中风昏迷，头痛，眩晕，眼病。

- ✦ 针灸法：平刺0.3～0.8寸；可灸。
- ✦ 处方例：头痛配风池；中风配百会、人中。

目窗

- ✦ 取穴：在头部，当前发际上1.5寸，头正中线旁开2.25寸。
- ✦ 主治：头痛，目眩，结膜炎，屈光不正，白内障，青光眼，牙痛，小儿惊风。
- ✦ 针灸法：平刺0.3～0.8寸；可灸。
- ✦ 处方例：头痛配天冲、风池；青光眼配太阳、翳明。

正营

- ✦ 取穴：在头部，当前发际上2.5寸，头正中线旁开2.25寸。
- ✦ 主治：头痛，眩晕，牙痛，项强。
- ✦ 针灸法：平刺0.3～0.5寸；可灸。
- ✦ 处方例：偏头痛配天牖；眼病配睛明、承泣。

承灵

- ✦ 取穴：在头部，当前发际上4寸，头正中线旁开2.25寸。

✤ **主治**：头痛，头晕，鼻塞，鼻出血（鼻衄）。

✤ **针灸法**：平刺0.3～0.5寸；可灸。

✤ **处方例**：头痛、头晕配风池、合谷；鼻塞、鼻衄配风门、后溪。

脑空

✤ **取穴**：在头部，当枕外隆凸的上缘外侧，头正中线旁开2.25寸，平脑户。

✤ **主治**：头痛，眩晕，颈项痛，鼻痛，耳鸣，心悸，癔症，癫痫。

✤ **针灸法**：平刺0.3～0.5寸；可灸。

✤ **处方例**：鼻塞、鼻痛配头窍阴；头痛、项强配天柱、肩井。

风池

✤ **取穴**：在项部，当枕骨之下，与风府相平，胸锁乳突肌与斜方肌上端之间的凹陷处。

✤ **主治**：头痛，眩晕，项强，感冒，鼻炎，鼻窦炎，结膜炎，电光性眼炎，屈光不正，青光眼，视神经炎，视神经萎缩，癫痫，神经衰弱，精神病，高血压病。

✤ **针灸法**：针尖微下，向鼻尖方向斜刺0.8～1.2寸，或平刺风池透风池；可灸。

❖ **处方例**：高血压病配曲池、足三里、太冲；屈光不正配睛明、承泣；眩晕配肝俞、肾俞、行间、侠溪；视神经萎缩配肝俞、球后；感冒、头痛配太阳、太冲、合谷。

肩井

❖ **取穴**：在肩上，前直乳中，当大椎与肩峰连线的中点上。

❖ **主治**：肩周炎、颈椎病、落枕、乳痈、乳汁不足，滞产，高血压病，偏瘫，功能性子宫出血，淋巴结结核。

❖ **针灸法**：直刺0.5～0.8寸，不可深刺，孕妇禁针；可灸。

❖ **处方例**：肩周炎、颈椎病、落枕配肩髎、肩髃、曲池、风池；乳腺炎、乳汁不足配乳根、足三里；难产、胎盘滞留配合谷、三阴交。

渊腋

❖ **取穴**：在侧胸部，举臂，当腋中线上，腋下3寸，第4肋间隙中。

❖ **主治**：胁痛，腋下肿痛，咳嗽，肩臂痛。

❖ **针灸法**：斜刺或平刺0.5～0.8寸，禁深刺；可灸。

❖ 处方例：肩周炎配肩髃、养老；肋间神经痛配内关。

辄筋

❖ 取穴：在侧胸部，渊腋前1寸，平乳头，当第4肋间隙中。

❖ 主治：呕吐，吞酸，流涎，哮喘，胁痛。

❖ 针灸法：斜刺或平刺0.5～0.8寸，禁深刺；可灸。

❖ 处方例：支气管哮喘配定喘、膻中；肋间神经痛配支沟、阳陵泉。

日月：胆之募穴

❖ 取穴：在胸部，当乳头直下，第7肋间隙，前正中线旁开4寸。

❖ 主治：黄疸，呃逆，呕吐，吞酸，胁痛，胃痛，腹胀。

❖ 针灸法：平刺或斜刺0.5～0.8寸，禁深刺；可灸。

❖ 处方例：胆囊炎配胆俞、阳陵泉；呃逆配郄门。

京门：肾之募穴

◆ **取穴**：在侧腰部，章门后1.8寸，当第12肋骨游离端的下方。

◆ **主治**：肠鸣、腹胀，腹泻，胁痛，小便不利，腰痛。

◆ **针灸法**：直刺或斜刺0.5~1.0寸；可灸。

◆ **处方例**：尿路感染配照海、水道；腰痛配肾俞、委中。

带脉

◆ **取穴**：在侧腹部，章门下1.8寸，当第11肋游离端下方垂线与脐水平线的交点上。

◆ **主治**：月经不调，子宫颈炎，子宫内膜炎，子宫脱垂，腰胁痛，疝气。

◆ **针灸法**：直刺0.5~0.8寸；可灸。

◆ **处方例**：子宫颈炎配关元、气海、三阴交；疝气配关元、大敦。

五枢

◆ **取穴**：在侧腹部，当髂前上棘的前方，横平脐下3寸处。

◆ **主治**：子宫脱垂，月经不调，带下，小腹痛，疝气，便秘，睾丸痛。

✤ **针灸法**：直刺0.5~1.0寸；可灸。

✤ **处方例**：月经不调配肾俞、关元、三阴交；睾丸炎配太冲、曲泉。

维道

✤ **取穴**：在侧腹部，当髂前上棘的前下方，五枢穴下0.5寸。

✤ **主治**：水肿，呕吐，子宫脱垂，月经不调，带下，小腹痛，疝气。

✤ **针灸法**：向前下方斜刺0.8~1.5寸；可灸。

✤ **处方例**：盆腔炎配肾俞、关元、三阴交；子宫脱垂配中极、阴陵泉。

居髎

✤ **取穴**：在髋部，当髂前上棘与股骨大转子最凸点连线的中点处。

✤ **主治**：腰腿痛，髋关节痛，瘫痪，睾丸痛，带下，疝气。

✤ **针灸法**：直刺或斜刺1.0~2.0寸；可灸。

✤ **处方例**：腰痛配肾俞、委中；下肢瘫痪配足三里、风市、委中、三阴交。

环跳

◆ **取穴**：在股外侧部，侧卧屈股，当股骨大转子最凸点与骶管裂孔连线的外1/3与中1/3交点处。经验取穴：侧卧屈股，术者以拇指掌指关节横纹压在大转子凸点上，指头指向脊椎，拇指尖指处是穴。

◆ **主治**：腰腿痛，瘫痪，坐骨神经痛，髋关节炎。

◆ **针灸法**：直刺1.5~3.0寸；可灸。

◆ **处方例**：腰腿痛、坐骨神经痛配委中、阳陵泉、悬钟、昆仑；下肢瘫痪配足三里、风市、肾俞、悬钟。

风市

◆ **取穴**：在大腿外侧部的中线上，当腘横纹上7寸，经验取穴，直立垂手，中指尖所指处是穴。

◆ **主治**：下肢痛，脚气，下肢瘫痪，皮肤瘙痒症。

◆ **针灸法**：直刺1.0~2.0寸；可灸。

◆ **处方例**：下肢瘫痪配环跳、足三里、悬钟、肾俞。

中渎

✦ **取穴**：在大腿外侧部的中线上，当风市下2寸，或腘横纹上5寸，股外侧肌与股二头肌之间。

✦ **主治**：下肢瘫痪，腰膝酸痛，麻木，脚气。

✦ **针灸法**：直刺1.5～2.5寸；可灸。

✦ **处方例**：下肢瘫痪配髀关、阳陵泉。

膝阳关

✦ **取穴**：在膝外侧，当阳陵泉上3寸，股骨外上髁上方凹陷处。

✦ **主治**：膝关节肿痛，下肢痉挛或瘫痪。

✦ **针灸法**：直刺1.0～1.5寸；可灸。

✦ **处方例**：膝关节肿痛配足三里、膝眼。

阳陵泉：胆经合穴，八会穴（筋会），胆之下合穴

✦ **取穴**：在小腿外侧，当腓骨头前下方凹陷处。

✦ **主治**：膝肿痛，瘫痪，脚气，胁肋痛，黄疸，小儿惊风。

✦ **针灸法**：直刺1.0～2.0寸；可灸。

✦ **处方例**：胆囊炎配日月、胆俞；小儿惊风配大陵、印堂；半身不遂配肾俞、环跳、委中、三阴交。

阳交：阳维郄穴

* **取穴**：在小腿外侧，当外踝尖上7寸，腓骨后缘。《十四经发挥》为阳交在前，外丘在后。
* **主治**：咽喉肿痛，胸胁胀满，足胫痿痹，精神病，胆囊炎，腓肠肌痉挛，坐骨神经痛，肋间神经痛。
* **针灸法**：直刺1.0~2.0寸；可灸。
* **处方例**：膝肿痛、小腿冷痛配足三里、阴陵泉、三阴交；末梢神经炎配足三里、悬钟。

外丘：胆经郄穴

* **取穴**：在小腿外侧，当外踝尖上7寸，腓骨前缘，平阳交。
* **主治**：颈项痛，胸胁痛，癫痫。
* **针灸法**：直刺1.0~2.0寸；可灸。
* **处方例**：颈椎病配天柱、大椎；肋间神经痛配内关、大包。

光明：胆经络穴

* **取穴**：在小腿外侧，当外踝尖上5寸，腓骨前缘。
* **主治**：夜盲，屈光不正，白内障，偏头痛，小

腿痛，下肢痿痹，腓肠肌痉挛，乳痈，癫痫，精神病。

✤ 针灸法：直刺1.0～2.0寸；可灸。

✤ 处方例：夜盲配肝俞、肾俞；视神经炎、视神经萎缩配球后、膏肓。

👉 阳辅：胆经经穴

✤ 取穴：小腿外侧，当外踝尖上4寸，腓骨前缘稍前方。

✤ 主治：偏头痛，眩晕，胸胁痛，腰膝冷痛，全身关节痛。

✤ 针灸法：直刺1.0～2.0寸；可灸。

✤ 处方例：头晕目眩配风池；胸胁痛配内关、支沟。

👉 悬钟：八会穴（髓会），绝骨

✤ 取穴：在小腿外侧，当外踝尖上3寸，腓骨前缘。

✤ 主治：偏瘫，足膝酸痛，麻木，头痛，胁痛，落枕，颈椎病。

✤ 针灸法：直刺1.0～1.5寸；可灸。

✤ 处方例：偏头痛、头晕目眩配风池，侠溪；胸胁痛配支沟、内关；落枕配天柱、后溪。

丘墟：胆经原穴

◆ **取穴**：在足外踝前下方，当趾长伸肌腱的外侧凹陷处。

◆ **主治**：偏头痛，颈项痛，胸胁痛，腋下肿痛，腰腿疼痛，转筋，足跟痛，疟疾。

◆ **针灸法**：直刺0.5～1.0寸；可灸。

◆ **处方例**：肋间神经痛配三阳络；疟疾配间使、大椎。

足临泣：胆经输穴，八脉交会穴通带脉

◆ **取穴**：在足背外侧，当足4趾本节（第4跖趾关节）的后方，小趾伸肌腱的外侧凹陷处。

◆ **主治**：头痛，眩晕，胁痛，足跗痛，乳腺炎，淋巴结结核，疟疾，月经不调。

◆ **针灸法**：直刺0.5～0.8寸；可灸。

◆ **处方例**：头痛配风池、太阳；月经不调配关元、三阴交。

地五会

◆ **取穴**：在足背外侧，当足4趾本节（第4跖趾关节）的后方，第4、5跖骨之间，小趾伸肌腱的内侧缘。

❖ **主治**：头痛，眼痛，耳聋，耳鸣，胁痛，腋肿，乳腺炎，腰痛，足趾挛痛。

❖ **针灸法**：直刺0.5～0.8寸；可灸。

❖ **处方例**：乳腺炎配膻中，乳根；足背肿痛配悬钟、太冲。

👉 侠溪：胆经荥穴

❖ **取穴**：在足背外侧，当第4、5趾间，趾蹼缘后方赤白肉际处。

❖ **主治**：头痛，眩晕，耳聋，胸胁痛，月经不调，足跗肿痛。

❖ **针灸法**：直刺0.3～0.5寸；可灸。

❖ **处方例**：偏头痛配太阳，天牖；耳聋、耳鸣配耳门、听宫、翳风、中渚。

👉 足窍阴：胆经井穴

❖ **取穴**：在足第4趾末节外侧，距趾甲角0.1寸（指寸）。

❖ **主治**：头痛，目眩，失眠，结膜炎，声带麻痹，胁肋痛，哮喘。

❖ **针灸法**：直刺0.1寸，或点刺出血；可灸。

❖ **处方例**：失眠配心俞、神门、内关；哮喘配肺俞、定喘。

十二、足厥阴肝经穴

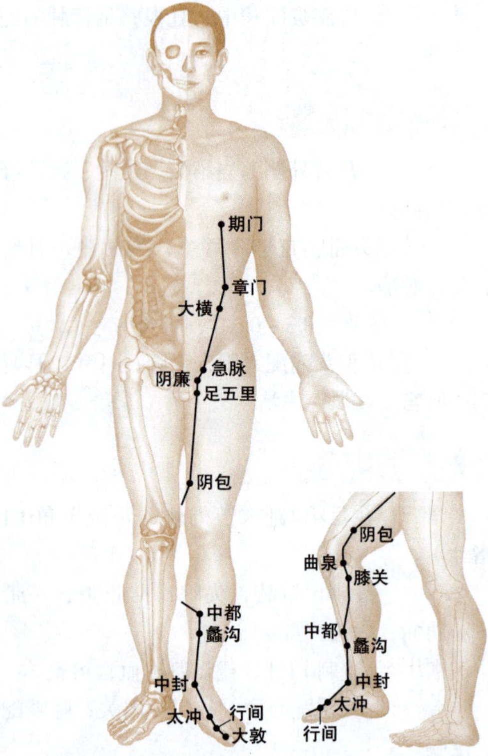

👉 大敦：肝经井穴

◆ **取穴**：在足大趾末节外侧，距趾甲角0.1寸（指寸）。

◆ **主治**：月经不调，闭经，功能性子宫出血，子宫脱垂，泌尿系感染，睾丸炎，癫痫，晕厥，中风。

◆ **针灸法**：直刺0.1寸，或点刺出血；可灸。

◆ **处方例**：癫痫配大椎、内关、腰奇；功能性子宫出血，灸大敦，10~20分钟。

👉 行间：肝经荥穴

◆ **取穴**：在足背部，当第1、2趾间，趾蹼缘的后方赤白肉际处。

◆ **主治**：头顶痛，眩晕，结膜炎，青光眼，夜盲症，失眠，神经官能症，癫痫，肋间神经痛，小儿惊风，月经过多，泌尿系感染，疝气，高血压病，糖尿病。

◆ **针灸法**：直刺0.5~0.8寸；可灸。

◆ **处方例**：头顶痛、眩晕配百会、风池；泌尿系感染配中极、关元、三阴交；糖尿病配肝俞、肾俞、涌泉。

太冲：肝经输（原）穴

✤ **取穴：** 在足背部，当第1跖骨间隙的后方（近端）凹陷处。

✤ **主治：** 月经不调，功能性子宫出血，闭经，滞产，子宫脱垂，遗精，遗尿，小便不利，黄疸，肝炎，头痛，眩晕，结膜炎，青光眼，耳鸣，耳聋，面瘫，咽喉肿痛，胁痛，膝踝痛，泻痢，疝气，小儿惊风，癫痫，精神病，乳腺炎，高血压病。

✤ **针灸法：** 直刺0.5～0.8寸；可灸。

✤ **处方例：** 高血压病配曲池、内关、足三里；青光眼配风池、翳明；下肢瘫痪配肾俞、环跳、阳陵泉、足三里、解溪。

中封：肝经经穴

✤ **取穴：** 在足背部，当足内踝前，商丘与解溪连线之间，胫骨前肌腱的内侧凹陷处。

✤ **主治：** 脐腹痛，黄疸，小便淋沥，遗精，疝气，腰、膝、踝痛，脚气，肝炎，胆囊炎，踝关节炎及周围软组织损伤。

✤ **针灸法：** 直刺0.5～0.8寸；可灸。

✤ **处方例：** 肝炎、胆囊炎配足三里、章门、至阳、阳陵泉、肝俞、胆俞；踝关节肿痛配照海、悬钟；肝硬化腹水配水分、四满、肾俞。

蠡沟：肝经络穴

✦ **取穴**：在小腿内侧，当足内踝尖上5寸，胫骨内侧面的中央。

✦ **主治**：月经不调，带下，子宫脱垂，阴痒，疝气，睾丸炎，膀胱炎，下肢痛。

✦ **针灸法**：直刺0.5～1.0寸；可灸。

✦ **处方例**：月经不调配关元、三阴交；阴囊湿疹配会阳。

中都：肝经郄穴

✦ **取穴**：在小腿内侧，当足内踝尖上7寸，胫骨内侧面的中央。

✦ **主治**：腹痛，腹泻，崩漏，疝痛，下肢痛。

✦ **针灸法**：直刺0.5～1.0寸；可灸。

✦ **处方例**：功能性子宫出血配大敦、三阴交。

膝关

✦ **取穴**：在小腿内侧，当胫骨内上髁的后下方，阴陵泉后1寸，腓肠肌内侧头的上部。

✦ **主治**：膝关节痛，风湿性、类风湿性关节炎，髌软骨炎，咽喉肿痛。

✤ **针灸法**：直刺0.5~1.0寸；可灸。

✤ **处方例**：风湿性膝关节炎配足三里、膝眼、梁丘、血海。

曲泉：肝经合穴

✤ **取穴**：在膝内侧，屈膝，当膝关节内侧面横纹内侧端，股骨内侧髁的后缘，半腱肌、半膜肌止端的前缘凹陷处。经验取穴：屈膝，在腘横纹内侧端上方凹陷处。

✤ **主治**：月经不调，痛经，子宫脱垂，阴痒，遗精，阳痿，癃闭，泻痢，膝股内侧痛，肾炎，前列腺炎，前列腺增生症，高血压，膝关节及周围软组织损伤。

✤ **针灸法**：直刺1.0~1.5寸；可灸。

✤ **处方例**：子宫脱垂配关元、气海、百会；阳痿配关元、白环俞、次髎。

阴包

✤ **取穴**：在大腿内侧，当胫骨内上髁上4寸，股内肌与缝匠肌之间。

✤ **主治**：月经不调，下腹痛，腰痛，遗尿，遗精，阳痿。

✤ **针灸法**：直刺1.0~2.0寸；可灸。

❖ **处方例**：遗精、阳痿配肾俞、关元、曲泉；月经不调配三阴交、蠡沟。

👉 足五里

❖ **取穴**：在大腿内侧，当气冲直下3寸，大腿根部，耻骨结节的下方，长收肌的外缘。

❖ **主治**：少腹痛，小便不利，遗尿，股内侧痛，阴部湿疹，阴痒。

❖ **针灸法**：直刺1.0～2.0寸；可灸。

❖ **处方例**：阴囊湿疹、阴痒配蠡沟、八髎、中极。

👉 阴廉

❖ **取穴**：在大腿内侧，当气冲直下2寸，大腿根部，耻骨结节的下方，长收肌的外缘。

❖ **主治**：月经不调，带下，阴痒，不孕症，遗尿，阴部湿疹，股内侧痛。

❖ **针灸法**：直刺1.0～1.5寸；可灸。

❖ **处方例**：月经不调、带下配三阴交、关元、中极；不孕症配蠡沟、关元。

👉 急脉

❖ **取穴**：在耻骨结节的外侧，当气冲外下方腹股沟动脉搏动处，前正中线旁开2.5寸。

✤ **主治**：阴茎中痛，疝气，子宫脱垂，股内侧痛，脉管炎。

✤ **针灸法**：直刺0.5~1.0寸，注意避开血管；可灸。

✤ **处方例**：睾丸炎配足三里、中极、曲骨；阴茎痛配关元、大敦。

章门：脾之募穴，八会穴（脏会）

✤ **取穴**：在侧腹部，当第11肋游离端下方。经验取穴：屈臂向前指尖抵肩，肘尖尽处是穴。

✤ **主治**：腹胀，腹痛，肠鸣，腹泻，呕吐，水肿，黄疸，痞块，肝炎，肠炎，肝脾肿大，腹水，肋间神经痛。

✤ **针灸法**：斜刺0.5~0.8寸；可灸。

✤ **处方例**：胃肠炎配中脘、天枢、脾俞；肝炎、肝脾肿大配期门、痞根、足三里。

期门：肝之募穴

✤ **取穴**：在胸部，当乳头直下，第6肋间隙，前正中线旁开4寸。

✤ **主治**：胁肋痛，胀满，食欲不振，呕吐，呃逆，腹泻，腹部痞块，大腹水肿，肋间神经痛，肝炎，肝硬化，胆囊炎，胆石症，胸膜炎，肝脾肿大，膈肌痉挛，胃神经官能症。

✤ **针灸法**：斜刺或平刺0.5~1.0寸；可灸。

✤ **处方例**：肝炎、肝硬化配肝俞、足三里、阳陵泉；肋间神经痛配支沟、太冲。

第二节 奇经腧穴

一、督脉腧穴

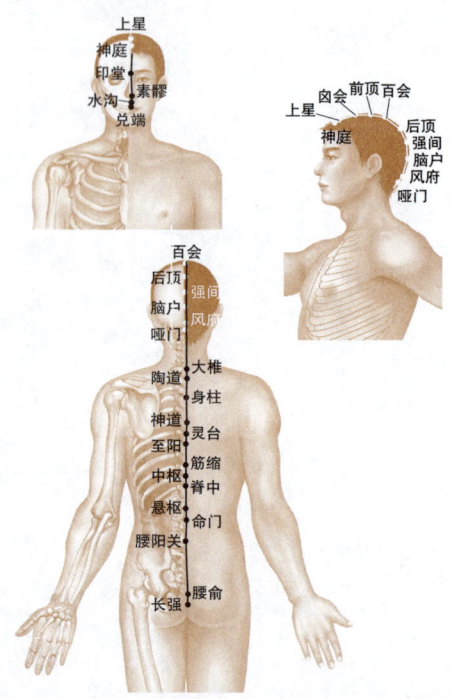

长强：督脉络穴

✤ **取穴**：在尾骨端下，当尾骨端与肛门连线的中点处。

✤ **主治**：腹泻，便秘，便血，脱肛，痔疮，癫痫，精神病，腰骶痛，阴部湿疹，遗精，阳痿。

✤ **针灸法**：针尖向尾骶骨平行方向斜刺0.5～1.5寸；可灸。

✤ **处方例**：脱肛配百会、承山、大肠俞；遗精、阳痿配肾俞、曲骨。

腰俞

✤ **取穴**：在骶部，当后正中线上，适对骶管裂孔。

✤ **主治**：腰骶痛，痔疮，脱肛，便血，月经不调，下肢麻木或瘫痪。

✤ **针灸法**：稍向上斜刺0.5～1.0寸；可灸。

✤ **处方例**：月经不调配关元、中极、次髎；腰骶痛配肾俞、阳关、上髎、次髎。

腰阳关

✤ **取穴**：在腰部，当后正中线上，第4腰椎棘突下凹陷中。

✦ **主治**：腰骶痛，坐骨神经痛，下肢瘫痪，遗精，阳痿，尿路感染，月经不调，盆腔炎。
✦ **针灸法**：稍向上斜刺0.5~1.0寸；可灸。
✦ **处方例**：腰骶痛配肾俞、委中；月经不调、盆腔炎配关元、中极、次髎。

命门

✦ **取穴**：在腰部，当后正中线上，第2腰椎棘突下凹陷中。
✦ **主治**：腰脊强痛，遗尿，尿频，阳痿，遗精，月经不调，带下，盆腔炎，头痛，耳鸣，泻痢，痔血，脱肛，闪腰扭伤，坐骨神经痛，下肢瘫痪，肾炎，身体虚弱。
✦ **针灸法**：稍向上斜刺0.5~1.0寸；可灸。
✦ **处方例**：阳痿配肾俞、气海、然谷；遗尿配百会、关元、三阴交；慢性腹泻配天枢、关元、足三里。

悬枢

✦ **取穴**：在腰部，当后正中线上，第1腰椎棘突下凹陷中。
✦ **主治**：腰背痛，消化不良，腹泻，痢疾，脱肛。

- ❖ 针灸法：稍向上斜刺0.5~1.0寸；可灸。
- ❖ 处方例：消化不良配脾俞、天枢、足三里。

👉 脊中

❖ 取穴：在背部，当后正中线上，第11胸椎棘突下凹陷中。

❖ 主治：腰脊强痛，黄疸，腹泻，痢疾，便血，痔疮，脱肛，肝炎，癫痫。

❖ 针灸法：稍向上斜刺0.5~1.0寸；可灸。

❖ 处方例：脱肛配百会、气海；癫痫配大椎、腰俞。

👉 中枢

❖ 取穴：在背部，当后正中线上，第10胸椎棘突下凹陷中。

❖ 主治：腹胀，胃痛，呕吐，消化不良，腰背痛。

❖ 针灸法：稍向上斜刺0.5~1.0寸；可灸。

❖ 处方例：腹胀、胃痛配至阳、足三里；腰背痛配肾俞、命门。

👉 筋缩

❖ 取穴：在背部，当后正中线上，第9胸椎棘突下凹陷中。

✤ **主治**：腰背痛，胃痛，胃痉挛，神经衰弱，癔症，癫痫，精神病。

✤ **针灸法**：稍向上斜刺0.5～1.0寸；可灸。

✤ **处方例**：胃痉挛配内关、脊中；癔症配人中、行间、合谷。

👉 至阳

✤ **取穴**：在背部，当后正中线上，第7胸椎棘突下凹陷中。

✤ **主治**：咳喘，胸胁胀闷，胃脘痛，黄疸，脊强，四肢重痛，肝炎，胆道感染与结石，胃十二指肠溃疡，肋间神经痛。

✤ **针灸法**：稍向上斜刺0.5～1.0寸；可灸。

✤ **处方例**：胆道蛔虫症至阳透胆俞；心律不齐配心俞、内关；肝炎配日月、足三里、脾俞。

👉 灵台

✤ **取穴**：在背部，当后正中线上，第6胸椎棘突下凹陷中。

✤ **主治**：咳喘，脊背痛，项强，胃脘痛，疔疮痈疽，胆道蛔虫症。

✤ **针灸法**：稍向上斜刺0.5～1.0寸；可灸。

◆ **处方例**：疖肿、蜂窝织炎配委中点刺出血；胃痉挛、胃十二指肠溃疡配足三里、中脘。

👉 神道

◆ **取穴**：在背部，当后正中线上，第5胸椎棘突下凹陷中。

◆ **主治**：身热头痛，咳喘，心痛，惊悸，健忘，脊背强痛，疟疾，小儿惊风，肋间神经痛。

◆ **针灸法**：稍向上斜刺0.5～1.0寸；可灸。

◆ **处方例**：神经衰弱配神门、三阴交、安眠；心绞痛配通里、心俞。

👉 身柱

◆ **取穴**：在背部，当后正中线上，第3胸椎棘突下凹陷中。

◆ **主治**：身热，咳喘，惊厥，癫痫，脊背强痛，疔疮，百日咳，精神病。

◆ **针灸法**：稍向上斜刺0.5～1.0寸；可灸。

◆ **处方例**：支气管哮喘配天突、膻中；百日咳配风门。

👉 陶道

◆ **取穴**：在背部，当后正中线上，第1胸椎棘突下凹陷中。

✦ **主治**：发热，头痛，感冒，疟疾，咳喘，项背强痛，癫痫，精神病。

✦ **针灸法**：稍向上斜刺0.5~1.0寸；可灸。

✦ **处方例**：感冒、发热、项强配合谷、列缺；疟疾配间使、大椎。

大椎

✦ **取穴**：在后正中线上，第7颈椎棘突下凹陷中。

✦ **主治**：发热，感冒，咳喘，疟疾，颈椎病，癫痫，精神病，小儿惊风，脑发育不全，脑炎后遗症，贫血。

✦ **针灸法**：稍向上斜刺0.5~1.0寸；可灸。

✦ **处方例**：发热，感冒配曲池、合谷；脑发育不全、脑炎后遗症配风府、百会、四神聪；贫血配脾俞、足三里；疟疾配间使、后溪、曲池；丝虫病配三阴交。

哑门

✦ **取穴**：在项部，当后发际正中直上0.5寸，第1颈椎下。

✦ **主治**：聋哑，癔症，癫痫，抽搐，精神病，脑发育不全，脑性瘫痪。

❖ **针灸法**：直刺或向下斜刺0.5~1.0寸，禁向上深刺，以免损伤延髓。个别有经验医师对项肌发达者针刺深度有达1.5寸左右者，针下有触电感即出针。此穴针刺过深有发生意外者，用之不可不慎；禁灸。

❖ **处方例**：聋哑配廉泉、耳门、听宫、翳风、中渚；假性延髓麻痹配上廉泉、风池。

风府

❖ **取穴**：在项部，当后发际直上1寸，枕外隆凸直下，两侧斜方肌之间凹陷中。

❖ **主治**：头痛，感冒，眩晕，颈椎病，脑发育不全，脑炎后遗症，脑性瘫痪，癔症，癫痫，精神病。

❖ **针灸法**：直刺或稍向下斜刺0.5~1.0寸，禁向前上深刺、提插、捻转，手法宜慎，深部为小脑延髓池、小脑，注意防止损伤；禁灸。

❖ **处方例**：功能性失语配水沟、涌泉；头痛、眩晕配风池，后溪；脑炎后遗症配本神、百会、合谷。

脑户

+ **取穴**：在头部，当后发际正中直上2.5寸，风府上1.5寸，枕外隆凸上缘凹陷处。
+ **主治**：头晕，头重，头痛，结膜炎，颈项强痛，功能性失语，癔症，癫痫，高血压病。
+ **针灸法**：平刺0.5～1.0寸；可灸。
+ **处方例**：功能性失语配水沟、廉泉；头晕配百会、太冲。

强间

+ **取穴**：在头部，当后发际正中直上4寸（脑户上1.5寸）。
+ **主治**：头痛，眩晕，项强，面瘫，失眠，癔症，癫痫，精神病，脑震荡。
+ **针灸法**：平刺0.5～1.0寸；可灸。
+ **处方例**：梅尼埃病配太冲、风池、印堂、丰隆。

后顶

+ **取穴**：在头部，当后发际正中直上5.5寸（脑户上3寸）。
+ **主治**：头顶痛，眩晕，失眠，癫痫，精神病。

❖ 针灸法：平刺0.5~0.8寸；可灸。
❖ 处方例：头顶痛配行间、百会。

👉 百会

❖ 取穴：在头部，当前发际正中直上5寸，前顶后1.5寸。经验取穴：两耳尖直上连线的中点处。

❖ 主治：头痛，眩晕，鼻塞，耳鸣，惊悸，失眠，健忘，昏厥，癔症，癫痫，精神病，中风，脱肛，子宫脱垂，休克，虚脱，高血压病，低血压症。

❖ 针灸法：平刺0.5~0.8寸；可灸。

❖ 处方例：脱肛配长强；子宫脱垂配关元、维道；瘫痪配曲池、手三里、合谷、足三里、悬钟。

👉 前顶

❖ 取穴：在头部，当前发际正中直上3.5寸（百会前1.5寸）。

❖ 主治：头痛，头昏，目赤，鼻塞，小儿惊风，癫痫。

❖ 针灸法：平刺0.5~0.8寸；可灸。

❖ 处方例：鼻炎配迎香、合谷；小儿惊风配水沟、印堂。

囟会

✤ **取穴**：在头部，当前发际正中直上2寸（百会前3寸）。

✤ **主治**：头痛，目眩，鼻炎，鼻出血（鼻衄），小儿惊风，癫痫。

✤ **针灸法**：平刺0.5~0.8寸；可灸。

✤ **处方例**：头痛、头晕配风池，小儿惊风配前顶、本神、天柱。

上星

✤ **取穴**：在头部，当前发际正中直上1寸。

✤ **主治**：前头痛，眩晕，鼻炎，鼻窦炎，结膜炎，角膜炎，癔症，癫痫，精神病，高血压病，脑卒中（中风）。

✤ **针灸法**：平刺0.3~0.5寸；可灸。

✤ **处方例**：头晕、头痛配风池、天柱；结膜炎、角膜炎配太阳、睛明。

神庭

✤ **取穴**：在头部，当前发际正中直上0.5寸。

✤ **主治**：头痛，眩晕，失眠，结膜炎，角膜炎，鼻出血（鼻衄），神经性呕吐，癫痫，精神病。

✦ **针灸法**：平刺0.3~0.5寸；可灸。

✦ **处方例**：失眠配三阴交、神门；目赤肿痛配上星、睛明、前顶、太阳。

素髎

✦ **取穴**：在面部，当鼻尖的正中央。

✦ **主治**：昏迷，晕厥，休克，虚脱，低血压症，心动过速，呼吸衰竭，小儿惊风，鼻炎，鼻息肉，鼻窦炎，酒渣鼻。

✦ **针灸法**：向上斜刺0.2~0.3寸；或点刺出血；禁灸。

✦ **处方例**：休克、虚脱、低血压配涌泉、内关、足三里；酒渣鼻配迎香、合谷。

水沟：人中

✦ **取穴**：在面部，当人中沟上1/3与中1/3交点处。

✦ **主治**：虚脱，休克，低血压，中暑，昏迷，新生儿窒息，脑卒中（中风），腰扭伤，口肌痉挛。

✦ **针灸法**：向上斜刺0.2~0.5寸；可灸。

✦ **处方例**：中暑、虚脱、休克、昏迷配上星、十宣；小儿惊风配大椎、合谷、十宣。

兑端

- **取穴**：在面部，当上唇的尖端，人中沟下端皮肤与唇红移行部。
- **主治**：癔症，癫痫，精神病，牙痛，口腔炎，糖尿病，尿崩症，鼻炎，面瘫。
- **针灸法**：向上斜刺0.2~0.3寸；禁灸。
- **处方例**：牙痛、口腔炎配合谷、颊车；癫痫配本神。

龈交

- **取穴**：在上唇内，唇系带与上齿龈的相接处。
- **主治**：牙龈炎，口腔溃疡，鼻炎，面瘫，痔疮，精神病，口噤不开。
- **针灸法**：向上斜刺0.2~0.3寸或点刺出血，禁灸。
- **处方例**：口腔炎配合谷；牙关紧急配上关、大迎、翳风。

二、任脉腧穴

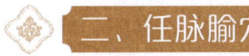

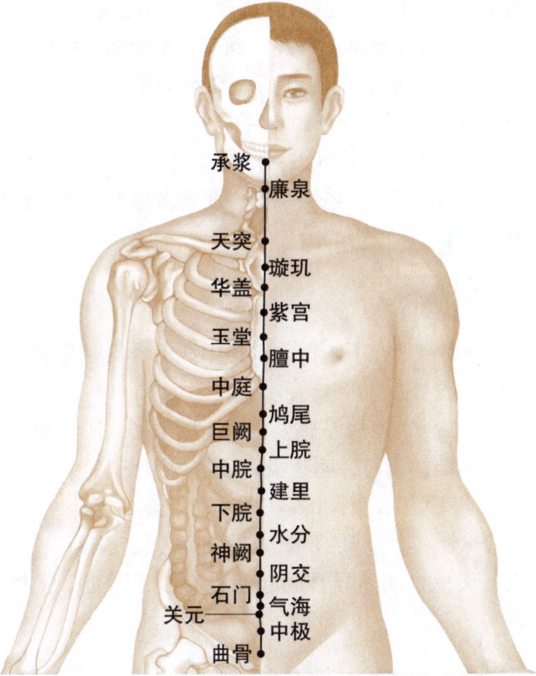

承浆　廉泉
天突　璇玑
华盖　紫宫
玉堂　膻中
中庭　鸠尾
巨阙　上脘
中脘　建里
下脘　水分
神阙　阴交
石门　气海
关元　中极
曲骨

会阴

* **取穴**：在会阴部，男性当阴囊根部与肛门连线的中点，女性当大阴唇后联合与肛门连线的中点。
* **主治**：窒息，昏迷，癫痫，精神病，痔疮，尿道炎，阴茎痛，阴囊湿疹，月经不调，子宫脱垂，阴道炎，外阴炎。
* **针灸法**：直刺0.5~1.0寸，妊娠慎用；可灸。
* **处方例**：痔疮配承山；阴囊湿疹配曲骨、阴陵泉。

曲骨

* **取穴**：在下腹部，前正中线上，当耻骨联合上缘的中点处。
* **主治**：泌尿系感染，遗尿，阳痿，阴囊湿疹，月经不调，痛经，阴道炎，子宫内膜炎。
* **针灸法**：直刺0.5~1.0寸；可灸。
* **处方例**：带下配太冲、关元、复溜、三阴交、天枢；阴茎异常勃起配少府、三阴交、照海、蠡沟。

中极：膀胱募穴

* **取穴**：在下腹部，前正中线上，当脐中下4

寸。

❖ **主治**: 遗精，早泄，阳痿，遗尿，小便不通，尿频、尿急、尿痛，小腹痛，疝气，月经不调，闭经、带下，子宫脱垂，功能性子宫出血，阴痒，滞产，产后宫缩痛。

❖ **针灸法**: 直刺0.5~1.2寸；可灸。

❖ **处方例**: 产后尿潴留配三阴交；痛经配次髎、太冲。

关元：小肠募穴

❖ **取穴**: 在下腹部，前正中线上，当脐中下3寸。

❖ **主治**: 昏迷，虚脱，遗精，阳痿，早泄，疝气，少腹痛；月经不调，痛经，闭经，功能性子宫出血，带下，阴痒，遗尿，尿路感染，腹泻，脱肛。

❖ **针灸法**: 直刺0.5~1.5寸；可灸。

❖ **处方例**: 月经不调、痛经配次髎、三阴交；阳痿、遗精、早泄配太溪、三阴交、命门；带下配带脉、曲泉。

石门：三焦募穴

❖ **取穴**: 在下腹部，前正中线上，当脐中下

2寸。

✦ **主治**：腹痛，腹胀，腹泻，水肿，疝气，泌尿系感染，闭经，功能性子宫出血。

✦ **针灸法**：直刺0.5～1.5寸；可灸。《针灸甲乙经》云："女子禁不可刺灸中央，不幸使人绝子"。

✦ **处方例**：腹泻配大肠俞、足三里；闭经配太冲、三阴交。

气海

✦ **取穴**：在下腹部，前正中线上，当脐中下1.5寸。

✦ **主治**：腹痛，腹泻，虚脱，哮喘，遗精，阳痿，月经不调，痛经，带下，子宫脱垂，功能性子宫出血，产后恶露不尽，不孕症，疝气，遗尿，脱肛，尿潴留，泌尿系感染，肠麻痹，胃下垂，尿崩症，神经衰弱。

✦ **针灸法**：直刺0.5～1.5寸；可灸。

✦ **处方例**：慢性腹泻配关元、天枢、足三里；月经不调、痛经配中极、血海、三阴交。

阴交

✦ **取穴**：在下腹部，前正中线上，当脐中下1寸。

❖ **主治**：腹痛，泄泻，月经不调，痛经，崩漏，带下，阴痒，不孕症，疝气，水肿，菌痢，功能性子宫出血。

❖ **针灸法**：直刺0.5~1.5寸；孕妇慎用；可灸。

❖ **处方例**：功能性子宫出血配三阴交、脾俞、肝俞、隐白。

神阙：脐中

❖ **取穴**：在腹中部，脐中央。

❖ **主治**：虚脱，休克，腹痛，腹胀，腹泻，便秘，脱肛，大腹水肿，菌痢，肠粘连。

❖ **针灸法**：禁针；壮灸常用隔姜灸、隔盐灸，亦可用艾条灸。

❖ **处方例**：脱肛配百会、膀胱俞；肠鸣腹泻配水分、三间；虚脱配百会、关元。

水分

❖ **取穴**：在上腹部，前正中线上，当脐中上1寸。

❖ **主治**：腹痛，腹胀，腹泻，肾炎水肿，肝硬化腹水。

❖ **针灸法**：直刺0.8~1.2寸；可灸。

❖ **处方例**：肝硬化腹水配章门、关元、阴陵泉、足三里、脾俞、肝俞。

👉 下脘

- **取穴**：在上腹部，前正中线上，当脐中上2寸。
- **主治**：胃痛，呃逆，呕吐，腹胀，腹泻，消化不良。
- **针灸法**：直刺0.8~1.2寸；可灸。
- **处方例**：慢性胃炎、肠炎配中脘、足三里、天枢、胃俞；消化不良配公孙、足三里、内关。

👉 建里

- **取穴**：在上腹部，前正中线上，当脐中上3寸。
- **主治**：胃痛，腹胀，消化不良，食欲不振，胸闷，心痛。
- **针灸法**：直刺0.8~1.2寸；可灸。
- **处方例**：胃炎、胃十二指肠溃疡配中脘、足三里、公孙；胸闷心痛配内关、心俞、厥阴俞。

👉 中脘：胃之募穴，八会穴（腑会）

- **取穴**：在上腹部，前正中线上，当脐中上4寸。

✤ **主治**：胃痛，腹胀，恶心，呕吐，吞酸，肠鸣，腹泻，痢疾，黄疸，消化不良，便秘，吐血，便血，哮喘，急慢性胃炎、肠炎、胃十二指肠溃疡，肠梗阻，神经衰弱。

✤ **针灸法**：直刺0.8~1.2寸；可灸。

✤ **处方例**：便血配足三里、气海；胃下垂配气海、足三里、关元、百会；肠炎配天枢、足三里。

👉 上脘

✤ **取穴**：在上腹部，前正中线上，当脐中上5寸。

✤ **主治**：胃痛，呃逆，呕吐，消化不良，腹泻，咳嗽，咯血，癫痫，心痛。

✤ **针灸法**：直刺0.8~1.2寸；可灸。

✤ **处方例**：胃痉挛配内关，足三里；心绞痛配内关、心俞。

👉 巨阙：心之募穴

✤ **取穴**：在上腹部，前正中线上，当脐中上6寸。

✤ **主治**：恶心，呕吐，吞酸，胃痛，噎嗝，胸闷，心悸，惊恐，心烦，癫痫，精神病，神经衰弱，胃下垂，胆道蛔虫症。

✤ **针灸法**：向下斜刺0.8~1.2寸；可灸。
✤ **处方例**：膈肌痉挛配膈俞、内关；精神病配本神、大椎、筑宾。

☞ 鸠尾：任脉络穴

✤ **取穴**：在上腹部，前正中线上，当胸剑结合部下1寸。
✤ **主治**：胸中满痛，咳喘，呃逆，呕吐，咯血，惊悸，癫痫，心绞痛，胆道蛔虫症，精神病。
✤ **针灸法**：向下斜刺0.5~1.0寸；可灸。
✤ **处方例**：胃痉挛配内关、中脘；癫痫配中脘、后溪、太冲、丰隆。

☞ 中庭

✤ **取穴**：在胸部，当前正中线上，平第5肋间，即胸剑结合部。
✤ **主治**：咳嗽，哮喘，小儿吐乳，消化不良，贲门痉挛。
✤ **针灸法**：平刺0.5~1.0寸；可灸。
✤ **处方例**：小儿吐乳配足三里；贲门痉挛配内关。

☞ 膻中：心包募穴，八会穴（气会）

✤ **取穴**：在胸部，当前正中线上，平第4肋间，两乳头连线的中点。

❖ **主治**：咳嗽，哮喘，胸痛，心痛，噎嗝，乳汁不足，肋间神经痛，乳腺炎。

❖ **针灸法**：平刺0.5~1.0寸；可灸。

❖ **处方例**：心绞痛配天井、厥阴俞、内关；乳腺炎配少泽、乳根。

玉堂

❖ **取穴**：在胸部，当前正中线上，平第3肋间。

❖ **主治**：咳嗽，哮喘，胸膜炎，肋间神经痛，小儿吐乳。

❖ **针灸法**：平刺0.5~1.0寸；可灸。

❖ **处方例**：支气管炎配肺俞、孔最；小儿吐乳配承浆。

紫宫

❖ **取穴**：在胸部，当前正中线上，平第2肋间。

❖ **主治**：咳嗽，哮喘，胸满，呃逆，心烦，噎嗝，饮食不下，胸膜炎，肺结核。

❖ **针灸法**：平刺，0.5~1.0寸；可灸。

❖ **处方例**：肺结核配肺俞、膏肓。

华盖

- **取穴**：在胸部，当前正中线上，平第1肋间。
- **主治**：咳嗽，哮喘，咽喉肿痛。
- **针灸法**：平刺0.5～1.0寸；可灸。
- **处方例**：支气管哮喘配膻中、太渊。

璇玑

- **取穴**：在胸部，当前正中线上，天突下1寸。
- **主治**：咳嗽，哮喘，胸痛，咽喉肿痛。
- **针灸法**：平刺0.5～1.0寸；可灸。
- **处方例**：哮喘配膻中、肺俞、气海。

天突

- **取穴**：在颈部，当前正中线上，胸骨上窝中央。
- **主治**：咽喉肿痛，声音嘶哑，咳喘，呃逆，胃痉挛，食管痉挛，噎嗝，功能性失语。
- **针灸法**：先直刺进入皮下，然后将针尖转向下方，沿胸骨柄后方、气管前方缓缓刺入，深1.0～1.5寸，注意防止刺伤肺、气管、心血管；可灸。
- **处方例**：哮喘配膻中、尺泽；呃逆配膈俞、内关；癔症性失语配灵道、阴谷、神门。

廉泉

取穴：在颈部，当前正中线上，喉结上方，舌骨上缘凹陷处。

主治：舌炎，舌肌麻痹，失语，声带麻痹，咽喉炎，扁桃体炎，口腔炎，支气管炎。

针灸法：向舌根方向刺入0.5~1.0寸；可灸。

处方例：脑卒中（中风）失语配金津、玉液、曲池、足三里；癔症性失语配人中、内关。

承浆

取穴：在面部，当颏唇沟的正中凹陷处。

主治：面瘫，面肿，口舌生疮，齿痛，牙周炎，流涎，失语，癫痫。

针灸法：斜刺0.3~0.5寸；可灸。

处方例：面神经炎配地仓、颊车、下关、承泣、阳白；流涎配廉泉、合谷；口舌生疮配劳宫。

三、冲脉

冲,有要冲、要道的意思,言本经为十二经气血通行之要冲,故称为"十二经之海"。

冲脉起于胞中,主要与足少阴肾经并行,通过十二经,渗灌气血,不参与循环流注。主要联系的脏腑器官有:胞中、鼻咽部、唇口等。

四、带脉

带,腰带、束带,引申为约束。从分布上来看,本经行于腰带部位;从功能上看,本经有约束腰腹部经脉和脏腑的作用。

带脉是各经脉中唯一横行于腰腹部的经脉,主要联系下腹部的脏腑器官。

五、阳跷脉、阴跷脉

跷,原意为"举足行高",因跷脉起于足部,与活动功能有关,跷有活动敏捷的意思,《难经》:"跷,捷疾也。言此经脉是人行走之机要,动足之所由。"

阳跷脉、阴跷脉是足太阳和足少阴经的分支,起于跟中，分别行走于下肢的阳侧和阴侧，向上交会于眼部，联系的脏腑器官主要有咽喉、眼目和脑。

六、阳维脉、阴维脉

维，原意指系物之大绳，故有维系、联结的意思。说明维脉有维系诸阴、诸阳的作用。

阳维脉起于"诸阳会"，联络诸阳经以通督脉；阴维脉起于"诸阴会"，联络诸阴经以通任脉。其功能主要是对全身气血起溢蓄调节作用。

第三节 经外奇穴

一、头颈部穴

四神聪

* 取穴:在头顶部,当百会前后左右各1寸,共4穴。
* 主治:头痛,眩晕,失眠,健忘,癫痫。
* 针灸法:平刺0.5~0.8寸;可灸。

印堂

* 取穴:在额部,两眉头的中间。
* 主治:头痛,眩晕,鼻衄,鼻渊,失眠。
* 针灸法:提捏局部皮肤,平刺0.5~1寸,或用三棱针点刺出血;可灸。

鱼腰

* 取穴:在额部,瞳孔直上,眉毛中。
* 主治:眉棱骨痛,眼睑瞤动,眼睑下垂,目赤肿痛,口眼㖞斜,目翳。
* 针灸法:平刺0.3~0.5寸;可灸。

上明

◆ **取穴**：在额部，眉弓中点，眶上缘下。

◆ **主治**：目疾。

◆ **针灸法**：轻压眼球向下，向眶缘缓慢直刺0.5~1寸，不可提插。

太阳

◆ **取穴**：在颞部，当眉梢与目外眦之间，向后约一横指的凹陷中。

◆ **主治**：头痛，目疾。

◆ **针灸法**：直刺或斜刺0.3~0.5寸，或点刺出血。

球后

◆ **取穴**：在面部，当眶下缘外1/4与内3/4交界处。

◆ **主治**：目疾。

◆ **针灸法**：轻压眼球向上，向眶缘缓慢直刺0.5~1寸，不可提插。

上迎香

◆ **取穴**：在面部，当鼻翼软骨与鼻甲的交界处，近鼻唇沟上端处。

- 主治：鼻渊，鼻部疮疖。
- 针灸法：向内上方平刺0.3~0.5寸；可灸。

夹承浆

- 取穴：在面部，承浆穴旁开1寸。
- 主治：齿龈肿痛，口㖞。
- 针灸法：斜刺或平刺0.3~0.5寸；可灸。

金津

- 取穴：在口腔内，当舌下系带左侧静脉上。
- 主治：口疮，舌强，舌肿，呕吐，消渴。
- 针灸法：点刺出血。

玉液

- 取穴：在口腔内，当舌下系带右侧静脉上。
- 主治：口疮，舌强，舌肿，呕吐，消渴。
- 针灸法：点刺出血。

牵正

- 取穴：在面颊部，耳垂前0.5~1寸处。
- 主治：口㖞，口疮。
- 针灸法：向前斜刺0.5~0.8寸；可灸。

翳明

- **取穴**：在项部，当翳风穴后1寸。
- **主治**：头痛，眩晕，目疾，耳鸣，失眠。
- **针灸法**：直刺0.5～1寸；可灸。

安眠

- **取穴**：在项部，当翳风穴与风池穴连线的中点。
- **主治**：失眠，头痛，眩晕，心悸，癫狂。
- **针灸法**：直刺0.8～1.2寸；可灸。

二、胸腹部穴

子宫

- **取穴**：在下腹部，当脐中下4寸，中极旁开3寸。
- **主治**：阴挺，月经不调，痛经，崩漏，不孕。
- **针灸法**：直刺0.8～1.2寸；可灸。

三角灸

- **取穴**：以两口角之间的长度为一边，作等边三角形，将顶角置于脐心，底边呈水平线，两底角处是该穴。

❖ 主治：疝气，腹痛。
❖ 针灸法：艾炷灸5～7壮。

三、背部穴

 定喘

❖ 取穴：在背部，当第7颈椎棘突下，旁开0.5寸。
❖ 主治：哮喘，咳嗽，肩背痛。
❖ 针灸法：直刺0.5～0.8寸；可灸。

 夹脊

❖ 取穴：在背腰部，当第1胸椎至第5腰椎棘突下两侧，后正中线旁开0.5寸，一侧17穴，左右共34穴。
❖ 主治：适应范围较广，其中上胸部的穴位治疗心肺、上肢疾病；下胸部的穴位治疗胃肠疾病；腰部的穴位治疗腰腹及下肢疾病。
❖ 针灸法：直刺0.3～0.5寸；或用梅花针扣刺；可灸。

胃脘下俞

- **取穴**：在背部，当第8胸椎棘突下，旁开1.5寸。
- **主治**：胃痛，腰痛，胸胁痛，消渴。
- **针灸法**：斜刺0.3～0.5寸；可灸。

痞根

- **取穴**：在腰部，当第1腰椎棘突下，旁开3.5寸。
- **主治**：痞块，腰痛。
- **针灸法**：直刺0.5～1寸；可灸。

腰眼

- **取穴**：在腰部，当第4腰椎棘突下，旁开约3.5寸凹陷中。
- **主治**：腰痛，月经不调，带下。
- **针灸法**：直刺1～1.5寸；可灸。

十七椎

- **取穴**：在腰部，当后正中线上，第5腰椎棘突下。
- **主治**：腰腿痛，下肢瘫痪，崩漏，月经不调。

✦ 针灸法：直刺0.5~1寸；可灸。

腰奇

✦ 取穴：在骶部，当尾骨端直上2寸，骶角之间凹陷中。
✦ 主治：癫痫，头痛，失眠，便秘。
✦ 针灸法：向上平刺1~1.5寸；可灸。

四、上肢部穴

肩前

✦ 取穴：在肩部，正坐垂臂，当腋前皱襞顶端与肩髃穴连线的中点。
✦ 主治：肩臂痛，臂不能举。
✦ 针灸法：直刺1~1.5寸；可灸。

肘尖

✦ 取穴：在肘后部，屈肘当尺骨鹰嘴的尖端。
✦ 主治：瘰疬，痈疽，肠痈。
✦ 针灸法：艾炷灸7~15壮。

二白

◆ **取穴**：在前臂掌侧，腕横纹上4寸，桡侧腕屈肌腱的两侧，一侧各1穴，一臂2穴，左右两臂共4穴。

◆ **主治**：痔疾，脱肛，前臂痛，胸胁痛。

◆ **针灸法**：直刺0.5～0.8寸；可灸。

中泉

◆ **取穴**：在腕背侧横纹中，当指总伸肌腱桡侧的凹陷处。

◆ **主治**：胸闷，胃痛，呕吐。

◆ **针灸法**：直刺0.3～0.5寸；可灸。

中魁

◆ **取穴**：在中指背侧近侧指间关节的中点处。

◆ **主治**：噎膈，呕吐，食欲不振，呃逆。

◆ **针灸法**：针刺0.2～0.3寸；艾炷灸5～7壮。

腰痛点

◆ **取穴**：在手背侧，当第2、第3掌骨及第4、第5掌骨之间，当腕横纹与掌指关节中点处，一侧2穴，左右共4穴。

✦ **主治**：急性腰扭伤。

✦ **针灸法**：由两侧向掌中斜刺0.5~0.8寸。

落枕

✦ **取穴**：在手背侧，当第2、第3掌骨间，掌指关节后约0.5寸处。

✦ **主治**：落枕，手臂痛，胃痛；

✦ **针灸法**：直刺或斜刺0.5~0.8寸。

八邪

✦ **取穴**：在手背侧，微握拳，第1至第5指间，指蹼后方赤白肉际处，左右共8穴。

✦ **主治**：手指麻木，烦热，目痛，毒蛇咬伤，手背肿痛。

✦ **针灸法**：斜刺0.5~0.8寸，或点刺出血。

四缝

✦ **取穴**：在第2至第5指掌侧，近端指关节的中央，一手4穴，左右共8穴。

✦ **主治**：小儿疳疾，百日咳。

✦ **针灸法**：点刺出血或挤出少许黄色透明黏液。

十宣

✤ **取穴**：在手十指尖端，距指甲游离缘0.1寸（指寸），左右共10穴。

✤ **主治**：昏迷，癫痫，高热，咽喉肿痛。

✤ **针灸法**：浅刺0.1~0.2寸，或点刺出血。

五、下肢部穴

环中

✤ **取穴**：在臀部，环跳穴与腰俞穴连线的中点。

✤ **主治**：坐骨神经痛，腰痛，腿痛

✤ **针灸法**：直刺2~3寸。

百虫窝

✤ **取穴**：屈膝，在大腿内侧，髌底内侧端上3寸，即血海上1寸。

✤ **主治**：风湿痒疹，下部生疮。

✤ **针灸法**：直刺1.5~2寸；可灸。

鹤顶

* 取穴：在膝上部，髌底的中点上方凹陷处。
* 主治：膝痛，足胫无力，瘫痪。
* 针灸法：直刺1~1.5寸；可灸。

膝眼

* 取穴：屈膝，在髌韧带两侧凹陷中。在内侧的称内膝眼，在外侧的称外膝眼。
* 主治：膝痛，腿痛，脚气。
* 针灸法：向膝中斜刺0.5~1寸；或透刺对侧膝眼；可灸。

胆囊

* 取穴：在小腿外侧上部，当腓骨小头前下方凹陷处（阳陵泉）直下2寸。
* 主治：急、慢性胆囊炎，胆石症，胆道蛔虫症，下肢痿痹。
* 针灸法：直刺1~2寸；可灸。

阑尾

* 取穴：在小腿前侧上部，当犊鼻下5寸，胫骨前缘旁开一横指。

❖ **主治**：急，慢性阑尾炎，消化不良，下肢痿痹。

❖ **针灸法**：直刺1.5～2寸；可灸。

八风

❖ **取穴**：在足背侧，第1至第5趾间，趾蹼缘后方赤白肉际处，一足4穴，左右共8穴。

❖ **主治**：足跗肿痛，毒蛇咬伤，脚气，脚趾痛。

❖ **针灸法**：斜刺0.5～0.8寸或点刺出血。

第四节　常见疾病取穴

一、呼吸系统常见疾病取穴

上呼吸道感染：风池、大椎、合谷、外关。
急性支气管炎：天突、肺俞、定喘。
慢性支气管炎：肺俞、中府、风门、列缺、太渊。
肺炎：肺俞、中府、膻中、缺盆。
支气管哮喘：孔最、肺俞、天突、定喘。

二、循环系统常见疾病取穴

高血压病：百会、曲池、合谷、太冲、三阴交。
冠状动脉粥样硬化性心脏病：心俞、巨阙、膈俞。
风湿性心脏病：神门、内关、通里、心俞、厥阴俞、巨阙、膻中。

三、消化系统常见疾病取穴

慢性胃炎：中脘、内关、公孙、足三里。
胃下垂：中脘、气海、百会、胃俞、脾俞、足三里。
肠道易激综合征：中脘、天枢、关元、足三里。
慢性胆囊炎：日月、期门、胆俞、阳陵泉。

四、泌尿系统常见疾病取穴

慢性肾小球肾炎：水分、水道、三焦俞、委阳、阴陵泉。
尿路结石：中极、膀胱俞、三阴交、阴陵泉、秩边透水道。

五、血液系统常见疾病取穴

缺铁性贫血：气海、血海、膈俞、心俞、脾俞、肾俞、悬钟、足三里。

六、神经系统常见疾病取穴

脑卒中：水沟、素髎、百会、内关。

癫痫：大椎、身柱、心俞、厥阴俞、膈俞、胃俞。

神经官能症：神门、内关、百会、膻中。

七、内分泌与代谢常见疾病取穴

糖尿病：肺俞、脾俞、胃俞、肾俞、胃脘下俞、足三里、三阴交、太溪。

甲状腺功能亢进症：天突、膻中、合谷、足三里、三阴交、丰隆。

八、妇科常见疾病取穴

妊娠呕吐：中脘、内关、公孙、足三里。

异位妊娠：至阴、太溪、三阴交。

慢性盆腔炎：带脉、中极、次髎、三阴交。

闭经：天枢、关元、合谷、三阴交、肾俞。

痛经：关元、三阴交、地机、十七椎。

经前期紧张综合征：神门、百会、膻中、太冲、三阴交。

更年期综合征：百会、关元、肾俞、太溪、三阴交。

不孕症：关元、大赫、三阴交、次髎、秩边。

产后缺乳：膻中、乳根、少泽、足三里。

九、儿科常见疾病取穴

小儿哮喘：肺俞、中府、天突、膻中、孔最、定喘、丰隆。

腹泻病：神阙、天枢、大肠俞、上巨虚、三阴交。

厌食症：中脘、建里、梁门、足三里。

积食：四缝、中脘、足三里、脾俞。

遗尿症：中极、膀胱俞、三阴交。

脑瘫：大椎、身柱、风府、四神聪、悬钟、阳陵泉。

注意力缺陷多动症：神门、内关、三阴交、太溪、太冲、四神聪。

十、五官科常见疾病取穴

扁桃体炎：天容、列缺、照海、合谷。

慢性卡他性结膜炎：睛明、球后、翳明、风池、养老、足三里、光明。

单纯疱疹病毒性角膜炎：睛明、瞳子髎、风池、支沟、光明。

老年性白内障：睛明、球后、太阳、风池、太冲。

慢性咽炎：列缺、照海、鱼际、太溪。

慢性鼻炎：迎香、鼻通、印堂、合谷。

过敏性鼻炎：迎香、鼻通、列缺、风池。

十一、皮肤科常见疾病取穴

带状疱疹：支沟、阳陵泉、行间、夹脊、皮损局部。

湿疹：曲池、足三里、三阴交、阴陵泉、皮损局部。

神经性皮炎：风池、大椎、曲池、委中、膈俞、皮损局部。

风疹：曲池、血海、风市、膈俞。

痤疮：阳白、颧髎、大椎、合谷、曲池、内庭。

斑秃：脱发区、百会、通天、大椎、肝俞、肾俞。

十二、骨科常见疾病取穴

颈椎病：大椎、天柱、后溪、颈夹脊。

腰部劳损：委中、肾俞、大肠俞、腰阳关、阿是穴。

腰椎间盘突出：肾俞、大肠俞、环跳、阳陵泉、委中、承山、昆仑。

肩关节周围炎：肩髃、肩前、肩贞、阿是穴、阳陵泉、中平穴。

网球肘：曲池、肘髎、手三里、手五里、阿是穴。